Repetitorium zum Gegenstandskatalog Medizin

Erwin Marggraf, Dietmar Rösler

Multiple-choice-Fragen leicht gemacht

Eine Einführung in die Struktur der Fragen

W DE G

Walter de Gruyter · Berlin · New York 1979

Erwin Marggraf
Assistent an der Zahnklinik der FU Berlin

Dietmar Rösler
Tutor für Linguistik am Germanischen Seminar der FU Berlin

Das Buch enthält 10 Abbildungen.

CIP-Kurztitelaufnahme der Deutschen Bibliothek

Marggraf, Erwin:
Multiple-choice-Fragen leicht gemacht : e. Einf. in d. Struktur d. Fragen / Erwin Marggraf ; Dietmar Rösler. – Berlin, New York : de Gruyter, 1979.
(Repetitorium zum Gegenstandskatalog Medizin)
ISBN 3-11-007781-7
NE: Rösler, Dietmar:

Satz und Druck: Georg Wagner, Nördlingen.
Bindearbeiten: Dieter Mikolai, Berlin.

Vorwort

Was bringt einen Linguisten und einen Mediziner dazu, gemeinsam ein Buch zu konzipieren? Was macht diese von den Fächern her ungewöhnliche interdisziplinäre Arbeit notwendig?
Die Neuordnung des Prüfungs(un)wesens in der Medizin: Um computergerechte Fragen stellen zu können, müssen auch komplexe Phänomene letztlich auf eine Ja/Nein-Entscheidung reduziert werden. Die Komplexität der Sachverhalte spiegelt sich in der Struktur der Fragen wider, wobei die Fragen selbst zur Fehlerquelle werden können. Dadurch entsteht eine Chancenungleichheit zwischen Studenten mit guter Abstraktionsfähigkeit und solchen, die lieber konkret-faßlich arbeiten. Besondere Schwierigkeiten ergeben sich aus diesem Prüfungssystem für ausländische Kommilitonen, bei denen das Sprachproblem hinzukommt.
Um diese Chancenungleichheit ein wenig abzubauen und Fehlern aufgrund unübersichtlicher Fragestellung vorzubeugen, ist dieses Buch geschrieben worden. Es analysiert die Struktur der Fragetypen und versucht, sie zu vereinfachen. Wir würden uns freuen, wenn man dieses Buch sobald wie möglich einstampfen könnte – dann nämlich, wenn das Multiple-choice-System wieder abgeschafft wird. Das wird aber leider wohl noch dauern.
Unser Dank gilt Frau Marggraf, die, zur Zeit ‚Opfer' dieses Prüfungssystems, uns eine Menge hilfreicher Fragen gestellt hat, und dem de Gruyter Verlag, der dieses ungewöhnliche Projekt ermöglicht hat.

Berlin, im August 1978

Erwin Marggraf
Dietmar Rösler

Inhaltsverzeichnis

1. Einleitung

Dies ist kein Zauberbuch. Es **ersetzt nicht Wissen**. Fragen zur Biologie z. B. beantwortet man halt am besten, wenn man sich in der Biologie auskennt. Daran ändert auch dieses Buch nichts.

Vor Einführung der standardisierten Prüfungen mit Multiple-choice-Fragen mochte das ausreichen. Nach der „alten" Approbationsordnung wurden während des vorklinischen Studiums zwei Prüfungen absolviert. Die erste Prüfung war das Vorphysikum, was der naturwissenschaftlichen Vorprüfung entsprach und die Fächer Physik, Chemie, Zoologie und Botanik enthielt. Diese Prüfung fand nach dem 2. Semester statt. Nach dem 5. Semester war es frühestens möglich, das Physikum (= ärztliche Vorprüfung) abzulegen. Hier wurden die Fächer Anatomie, Physiologie, Physiologische Chemie und Histologie geprüft. Alle Prüfungen waren mündlich. Ein Vorteil war in der Prüfung der rein naturwissenschaftlichen Fächer und der naturwissenschaftlich-medizinischen Fächer zu sehen, da ein Teil des Wissensballastes doch erst mal „deponiert" werden konnte. Es war in der Regel so, daß nach Bekanntgabe des Prüfers die allgemeinen Physikumsvorbereitungen nun speziell auf die einzelnen Prüfer (mit Fragen und Eigenarten etc.) ausgerichtet werden konnten. Ein nicht zu unterschätzender Vorteil der mündlichen Prüfungen war es, daß der Prüfer dem Prüfling sein Wissen entnehmen bzw. entlocken konnte. Ein Nachteil gegenüber der Multiple-choice-Methode war zweifellos, daß man irgendwie vom Prüfstil der Profs abhängig war. Auch die Reihenfolge der Fragen (mit ihrem Schwierigkeitsgrad u.s.w.) konnte man sich nicht aussuchen. Die vielzitierten persönlichen Ressentiments spielten jedoch keine bedeutende Rolle.

Das hat sich geändert. Der menschliche Zuhörer ist dem auszählenden Computer gewichen. Computer sind im Prinzip äußerst dumme Wesen. Ihr ‚Weltbild' ist schwarz-weiß, d. h. sie können nur mit der ‚Ja'- oder ‚Nein'-, ‚richtig'- oder ‚falsch'-Unterscheidung arbeiten. Daß etwas eventuell unter den und den Bedingungen und Umständen auch anders als normal sein könnte, ist für sie nicht vorgesehen. ‚Ja, aber', ‚Jein' und ‚vielleicht' sind nicht möglich.

In der Medizin aber, wie in den meisten Wissenschaften, die sich mit der Praxis beschäftigen, liegen die Dinge komplizierter. Meist sind eine Vielzahl von Faktoren für einen bestimmten Zustand verantwortlich, sind je nach Situation verschiedene Erklärungen verschieden wahrscheinlich.

Man kann hier als alltägliches Beispiel die Kopfschmerzen oder Magenschmerzen anführen. Diese Krankheiten haben manchmal nur eine Ursache, aber sie treten viel häufiger in einem Symptomkomplex auf. Auch die Lokalisation und das zeitliche Zusammentreffen mit anderen Symptomen kann ausschlaggebend für das Erkennen der Ursache sein.

Ein guter Arzt muß also differenzieren können. In der Form eines Prüfungsgespräches ließ sich diese Fähigkeit zumindest im Prinzip nachweisen, indem auch mal ein konstruiertes Beispiel diskutiert und von mehreren Seiten beleuchtet wurde. Das ist bei Multiple-choice-Fragen nicht möglich.
Wenn die Prüfer bei Multiple-choice-Fragen zumindest ein bißchen von der Komplexität der Sachverhalte ‚retten' wollen, sind sie gezwungen, diese in die angegebenen Auswahlmöglichkeiten zu stecken, bevor der ‚richtig/falsch'-Mechanismus zugreift. D. h. obwohl man auf dem Computerbogen am Ende nur einen einzigen Buchstaben hinschreiben muß, wird eine ganze Menge geistige Anstrengung gefordert, um ihn zu ermitteln. In einem Prüfungsgespräch kann man auf die gewünschte Lösung ‚hinarbeiten', unklare Formulierungen kann man vielleicht auf Nachfrage präzisieren und manchmal kommt Durchblick auch beim Reden, unklare Gedanken werden durch das Sprechen einem selbst einsichtiger.
Dies ist bei vorformulierten Fragen, bei denen man lediglich entscheiden muß, ob sie richtig oder falsch sind, nicht möglich. Alle Differenzierungen müssen klar und ausführlich hingeschrieben werden, damit jeder die gleiche Chance hat, sie zu verstehen. Die Beziehungen zwischen Sachverhalten müssen sprachlich korrekt dargestellt werden. Dabei entstehen Ungetüme wie das folgende:

(1) Der M. biceps brachii ist in der Supinationsstellung des Unterarmes ein kräftigerer Beuger des Ellenbogengelenks als in der Pronationsstellung, weil sich von der Endsehne des M. biceps brachii eine flache Nebensehne, die Aponeurosis m. bicipitis, abspaltet, welche in die Fascia antebrachii einstrahlt.

Das sieht sehr entmutigend aus. Selbst wenn man wissen sollte, daß der M. brachii in der ersten Stellung kräftiger beugt als in der anderen und daß sich von seiner Endsehne eine flache Nebensehne abspaltet, die in die Fascia antebrachii einstrahlt und daß letzteres keineswegs der Grund für das erste ist, und man deshalb eigentlich keine Schwierigkeiten haben sollte, festzustellen, daß diese kausale Verknüpfung falsch ist, so kann man doch sehen, daß nicht nur Wissen allein bei der Beantwortung dieser Frage im Spiel ist. In ihren Formulierungen geht sie über das hinaus, was wir normalerweise mit Sprache machen. Die Anhäufung von Fachtermini, meist viele Substantive, und die logischen Verknüpfungen machen sie unübersichtlich. Die Kombinationsmöglichkeiten für die Antworten zeichnen sich auch nicht gerade durch besonders leichte Erfaßbarkeit aus.
Und damit ist die Gefahr neuer Fehler gegeben. Fehler können auftauchen, die nicht durch das Nichtwissen medizinischer Fakten verursacht werden, sondern durch die Struktur der Fragen. Außerdem verunsichern komplexe Fragen: Sie sind schlecht auf einen Blick zu überschauen. Und schließlich: Sie kosten Zeit. Bei falschem Herangehen verbraucht man zu viel von der ohnehin äußerst knapp bemessenen Zeit, indem man über Teilfragen nach-

denkt, die man eventuell vernachlässigen könnte, wenn man sich einmal grundlegend mit der Fragestruktur auseinandergesetzt hätte.
Und an dieser Stelle wird dieses Buch wichtig:

1. Es weist auf mögliche Fehler hin, die sich aus der Fragestruktur ergeben.
2. Es erklärt diese und macht Sie damit bekannt. Etwas, was man genau kennt, verunsichert nicht mehr, weil man weiß, wie man damit umgehen kann.
3. (wohl am wichtigsten) Es erklärt, wie man mit den Fragetypen am effektivsten umgeht, wie man dabei überflüssiges Nachdenken vermeidet und wie man bei welchem Typ am besten rät, wenn man nur bei der Hälfte der beteiligten Aussagen weiß, ob sie richtig oder falsch sind.

Die Verfasser sind keine besonders großen Freunde von Multiple-choice-Fragen in Examen im medizinischen Bereich. Im Gegenteil. Sie halten die Tendenz für falsch, daß Medizinstudenten in ihrem Studium immer weniger für den Patienten als Menschen, mit dem man reden und auf den man eingehen muß und bei dem häufig eine Vielzahl von Faktoren sein Krankheitsbild bestimmen, ausgebildet werden, sondern für den Patienten als Objekt, den man mit Hilfe von immer mehr Apparaturen analysieren und damit ‚objektiv', d. h. ohne persönliches, subjektives Engagement behandeln kann. Multiple-choice-Fragen als Haupt-Prüfungsmittel kommen dieser Tendenz entgegen. So kompliziert sie auch gestellt sein mögen, sie verkürzen doch die Wirklichkeit.
Es kann mit Hilfe des Multiple-choice-Prüfungssystems nur noch – wenn das überhaupt möglich sein sollte – ein formaler Zusammenhang der einzelnen Faktoren geprüft werden, deren Relevanz aber bei den einzelnen Erkrankungen sehr unterschiedlich ist. Es ist also mit Hilfe dieses Fragesystems nicht möglich, eine Graduierung vorzunehmen und die Komplexität einer Krankheit zu erfassen.
Das läßt sich am folgenden Beispiel verdeutlichen.

(2) Durch spezielle Motivationsmaßnahmen kann die körperliche Leistungsfähigkeit bei Dauerleistungen gesteigert werden, **weil**
(A) die physische Ermüdung vermindert wird
(B) die Leistungsreserven mobilisiert werden
(C) eine psychisch bedingte Steigerung des Herzzeitvolumens ausgelöst wird
(D) eine psychisch bedingte Steigerung des Atemzeitvolumens ausgelöst wird
(E) das somatische Nervensystem in einen höheren Aktivitätsgrad versetzt wird.

Richtige Antwort: Die Leistungsreserven werden mobilisiert.
Bei dieser Frage konnte nur diese **eine** lapidare Antwort gegeben werden. Obwohl die Leistungsfähigkeit bei Dauermaßnahmen ein so komplexes

psychosomatisches System beinhaltet, daß sich eine Frage mit einer Schlagwort-Antwort nie richtig beantworten läßt. Es zeigt sich also schon, daß Fragen, die nur sehr detailliert beantwortet werden können, das Problemkind dieses Fragesystems darstellen.
Andererseits besteht die Gefahr, Irrelevantes zu prüfen, wie das folgende Beispiel zeigt:

(3) Der stündliche Energieumsatz eines trainierten Ausdauersportlers beträgt bei mehrstündiger sportlicher Höchstleistung etwa
(A) 250 kcal/Std. bzw. 1050 KJ/Std.
(B) 500 kcal/Std. bzw. 2100 KJ/Std.
(C) 1000 kcal/Std. bzw. 4200 KJ/Std.
(D) 2000 kcal/Std. bzw. 8400 KJ/Std.
(E) 3000 kcal/Std. bzw. 12000 KJ/Std.

Insgesamt werden die doch recht wichtigen Fertigkeiten, schriftlich oder mündlich ein Krankheitsbild oder eine Krankengeschichte zu beschreiben, weitgehend ignoriert. Vielleicht sollten Kranke künftiger Generationen schon jetzt anfangen zu lernen, ihre Beschwerden im Multiple-choice-Stil vorzubringen.
Diese Klagen nützen aber nichts. Die Prüfungsform ist da und wird sich sogar noch weiter ausbreiten. Von der Zulassung zum Medizinstudium an werden sie zum Alltag des Studiums gehören. Deshalb ist es dringend notwendig, zumindest die störenden Einflüsse der Prüfungsform zu verringern. Dieses Buch ist gedacht für Studenten, die nicht besonders gern abstrakt denken, Angst vor den verwirrenden Konstruktionen haben und deshalb gegenüber den ‚Logikern' unter den Kommilitonen einen von der Sache her nicht zu rechtfertigenden Nachteil haben. Schritt für Schritt und mit vielen Beispielen werden die Fragetypen erklärt und die Strategien vorgeführt, mit denen man sie zeitsparend ‚knacken' kann. Anhand unerklärter Beispiele soll der Leser dann überprüfen, ob er die Typen in den Griff bekommen hat.
Zuvor werden noch die Bedingungen der ärztlichen Vorprüfung kurz dargestellt, damit man weiß, was genau auf einen zukommt. Dieses Buch ist weder eine Einführung in die Logik noch ein medizinisches Repetitorium. Es hat keine – im herkömmlichen Sinne – wissenschaftlichen Ansprüche. Es ist einzig und allein ein praktisches Buch für alle, die sich durch die Form der Prüfung verunsichert fühlen.

Literatur bis zur ärztlichen Vorprüfung

Medizinische Terminologie:

Pschyrembel

Klinisches Wörterbuch

253., um einen Anhang Nomina Anatomica erw. Aufl. 1381 S. 2293 Abb. i. Text. 1977. Geb. DM 42,–
Terminologie medizinischer Begriffe und Taschenenzyklopädie für die klinische Praxis. Darstellung wichtiger Krankheitszustände (Diagnostik, Differenzialdiagnose, Prognose) und klinischer Untersuchungs- und Arbeitsmethoden.
Der Inhalt umfaßt klinische sowie theoretische Fächer.

Physik:

Trautwein/Kreibig/Oberhausen

Physik für Mediziner, Biologen, Pharmazeuten

576 S. 353 Abb. 1977. Flex. DM 38,–
Darstellung der Physik nach dem Gegenstandskatalog anhand einfacher Modelle und mathematischer Formulierung.

Stockhausen

Physik für Mediziner und Pharmazeuten

371 S. 1974. Kart. DM 19,80 (Slg. Göschen, Bd. 9005)
Kompendium nach dem Gegenstandskatalog zur Vorbereitung von Praktikumsaufgaben, zur Lektüre neben Vorlesungen, Repetitorium und Nachschlagewerk.

Chemie:

Krieg

Chemie für Mediziner

2. Aufl. 305 S. 181 farb. Abb. 30 Tab. 1978. Flex. DM 36,–
Grundlagen der Chemie unter biochemischen Aspekten, abgestimmt auf den Gegenstandskatalog.

Wachter/Hausen

Chemie für Mediziner

2. Aufl. 319 S. 70 Abb. 43 Tab. 1977. Flex. DM 29,–
Grundlagen der Chemie aus moderner Sicht zum Verständnis von Biochemie, Physiologie und Klinischer Chemie nach dem Gegenstandskatalog.

Physiologische Chemie:

Buddecke

Grundriß der Biochemie

5. Aufl. 526 S. ca. 400 Formeln, Tab. u. Diagr. 1977. Flex. DM 39,–
Zusammenfassende Darstellung der Biochemie und ihrer vielfältigen Beziehungen zur klinischen Chemie und Molekularpathologie.

Siegmund/Körber/Dietsch

Praktikum der Physiologischen Chemie

3. Aufl. 342 S. 78 Abb. 1976. Flex. DM 32,–
Einführung in die Methoden der experimentellen Biochemie anhand ausgewählter Beispiele.

Medizinische Psychologie und Soziologie:

Alexander

Psychosomatische Medizin

Grundlagen und Anwendungsgebiete
A. d. Engl. 3., unveränderte Aufl. 244 S. 5 Abb. 1977. Flex. DM 32,–
Standardwerk für Medizinstudenten und Ärzte mit Interesse an den Problemen der Psychologie, der Verhaltensforschung, der empirischen Sozialwissenschaften und der Psychoanalyse.

Anatomie:

Waldeyer/Mayet

Anatomie des Menschen

für Studierende und Ärzte dargestellt nach systematischen, topographischen und praktischen Gesichtspunkten.
2 Teile. Ganzleinen.
1. Tl.: Allgemeine Anatomie. Rücken. Bauch. Becken. Bein.
13., neubearb. Aufl. 488 S. 321 meist farb. Abb. 1975. DM 68,–
2. Tl.: Kopf und Hals. Auge. Ohr. Gehirn. Arm. Brust.
13., unveränderte Aufl. 603 S. 447 meist farb. Abb. 1975. DM 72,–
Dieses Lehrbuch der Anatomie – fast schon ein Atlas – bewährt sich nicht nur während des Studiums bis zur ärztlichen Vorprüfung, wo Kenntnisse der topographischen Anatomie verlangt werden, sondern während des gesamten Medizinstudiums.

Preisänderungen vorbehalten

WALTER DE GRUYTER · BERLIN · NEW YORK

2. Sind Multiple-choice-Fragen das geeignete Prüfungsmittel?

Aufgrund neuer Kapazitätsverordnungen, die den starken Jahrgängen den Zugang besonders zu numerus-clausus-Fächern ermöglichen sollen, aber auch der Chancengleichheit wegen, werden seit einigen Semestern in den harten numerus-clausus-Fächern wie Medizin, Pharmazie, Zahmmedizin, Biologie u. a. erheblich mehr Studenten zugelassen. Da dies zu einem erheblichen Arbeitsaufwand hinsichtlich der Prüfungen führen würde, wurde das MC-System als bestmögliche Prüfungsart angeboten, das außerdem zur objektiven Gestaltung von Prüfungen führen sollte. Man verwies dabei auf die lange Erfahrung in den USA. Diese oben genannten Argumente sind als ein bedeutender Fortschritt zu werten, so hieß es in Kommentaren von Kultusministern und Universitätsprofessoren. Aber schon bald gab es Kritiken an diesem System. Besonders bemängelt wurde, daß sich aufgrund dieses Fragesystems der Student zu passiv verhielt. Daß ein Ankreuzen von vorgegebenen Antworten nicht das konstruktive Denken fördere. Zum weiteren gibt es dem Studenten keine Möglichkeit, sich differenziert mit bestimmten Problemen auseinanderzusetzen, deren Eindeutigkeit auch aufgrund der Fragenstruktur nicht geklärt werden kann.
Und dies ist auch schon der Übergang zu einer weiteren Kritik, die wohl von allen Seiten kommt. Es sind die Formulierungen von Fragen. Manchen Fragen können ihre Schwierigkeiten nur durch die Satzstruktur bzw. die Formulierung zugeschrieben werden. Was früher vielleicht die Artikulationsschwierigkeiten des Kandidaten waren, sind heute seine Dechiffrierungsschwierigkeiten der Sätze.
Außerdem stellte sich bei einem Teil der Fragen heraus, daß die Aussagen bzw. die Fragen nicht eindeutig waren.
Ein weiterer wesentlicher Kritikpunkt betrifft das Inhaltliche. Wie können besonders die Fächer Psychologie, med. Soziologie und Physiologie, aber auch Biologie, Anatomie und Biochemie mit MC-Fragen geprüft werden? Ist es möglich, so komplizierte Zusammenhänge mit Hilfe dieses Fragesystems zu prüfen? Dies führte dazu, daß viele Fragen nur noch auf formale oder sehr detaillierte Zusammenhänge eingingen. Das führte dann wiederum dazu, daß sich das Medizinstudium zu eimem ‚Paukstudium mit Scheuklappen' entwikkelte. Es wird sich zur Vorbereitung der Prüfung in erster Linie nur noch an den MC-Fragen orientiert. Dies wird auch von den meisten Universitätsprofessoren bedauert.
Besondere Klagen kommen von den Anatomen und den Lehrern der klinischen Fächer. Hier ist es zum Teil so, daß Prüfungen, die früher an der Leiche oder am Patienten durchgeführt wurden, heute durch MC-Fragen ersetzt

werden. Dies führt zwangsläufig dazu, daß die theoretischen Anforderungen immer höher geschraubt werden und die praktischen Kenntnisse noch weiter in den Hintergrund treten.

Die Prüfung mit MC-Fragen erlaubt nicht mehr ein Gespräch zwischen Prüfer und Prüfling, das ein Thema diskutieren läßt. Es können hier Fragen eventuell neu formuliert werden und ebenso die Formulierungen vom Prüfling selbst gewählt werden.

Nach der neuen Prüfungsordnung wird das Physikum für alle in der Bundesrepublik und Berlin (West) studierenden Mediziner an demselben Tag zur selben Zeit vorgenommen. Es werden sämtliche vorklinischen Fächer geprüft: Physik, Chemie, Biologie, med. Soziologie. med. Psychologie, Biochemie, Physiologie, Histologie und Anatomie. Die Prüfungen finden an zwei Tagen mit insgesamt 300 Fragen statt. Die Prüfungszeit dauert je 4 Std. Zur Zeit ist es noch so, daß nur die addierte Punktzahl entscheidend ist, d. h. daß nicht in jedem einzelnen Fach eine bestimmte Punktzahl erreicht werden muß. Man könnte also ein Fach ganz vernachlässigen und es durch eine hohe Punktzahl in einem anderen Fach ausgleichen. Da bekanntlich Anatomie das am schwierigsten zu lernende Fach ist, wurde dies am häufigsten „über Bord geworfen". In Zukunft wird es aber so sein, daß in jedem Fach eine Mindestpunktzahl erreicht werden muß, um die Prüfung zu bestehen. Es ist also nicht nur mehr die Gesamtpunktzahl wichtig, sondern auch die der einzelnen Fächer.

Im Schnitt hat man zur Beantwortung jeder Frage 90 sec. Zeit. Man muß aber von vornherein berücksichtigen, daß die Ergebnisse auf einen Computerbogen übertragen werden müssen.

Resümierend kann also festgestellt werden, daß das Multiple-choice-Fragesystem weder bei Professoren noch bei Studenten die erwartete Zustimmung gefunden hat. Sie stellt nicht die adäquate Prüfungsform für das Medizinstudium dar.

3. Der Umgang mit Multiple-choice-Fragen

In den nächsten fünf Kapiteln passiert folgendes:
Zuerst erklären wir anhand von alltäglichen und medizinischen Beispielen den jeweiligen Fragetyp. Dann weisen wir auf besondere Fallen hin und beschreiben die Strategie, mit der man die Fragen angeht, Schritt für Schritt. Am Ende jedes Kapitels stehen einige Aufgaben zu diesem Fragetyp. Sie sind nach Schwierigkeitsgraden geordnet, so daß Sie einige von ihnen auf jeden Fall auch mit einfachem Schulwissen beantworten können. Anhand dieser Aufgaben können Sie für sich selbst überprüfen, ob Sie mit Hilfe der Strategien den Fragetyp nun besser beherrschen. Gehen Sie einige Aufgaben ganz bewußt nach der vorgeschlagenen Strategie an – nach einiger Zeit automatisiert sich dieser Vorgang bei Ihnen und Sie können sich wieder vollständig auf den Inhalt konzentrieren. Lesen Sie unsere Beschreibung der Strategie lieber einmal zu viel als zu wenig durch, probieren Sie sie lieber zehnmal zu häufig als einmal zu wenig bewußt aus – hilfreich ist sie dann, wenn sie automatisch in Ihrem Kopf beim Auftauchen des Fragetyps eingeschaltet wird, und nicht, wenn Sie überlegen müssen „Wie war denn das noch gleich?" Sie werden aber sehen, daß Sie sich die Strategien meist sehr schnell aneignen und nach einiger Zeit nicht mehr über sie nachdenken. Sie sind dann einfach sicherer im Umgang mit diesen Fragen geworden.
Bevor wir uns nun mit den Fragetypen selbst beschäftigen, wollen wir uns ein paar Bausteine anschauen, d. h. uns ein paar elementare Überlegungen aus der Logik aneignen.

Aussagen

Sätze wie
(A) Draußen ist es warm
(B) Die Sonne scheint
(C) 1977 gewann der HSV den Europapokal der Pokalsieger
(D) Die erste Rippe wird vom Schlüsselbein verdeckt
(E) Hämoglobin ist in Erythrozyten enthalten
nennt man **Aussagen**. In ihnen wird etwas über unsere Welt ausgesagt, was man im allgemeinen nachprüfen kann. In Ihrem Sprachgebrauch werden Sie Aussagen auch ‚Behauptungen' oder ‚Feststellungen' nennen. In der Bedeutung von ‚Behauptung' schwingt mit, daß Sie dem Gesagten noch nicht richtig trauen und sich erst überzeugen wollen. Akzeptieren Sie dagegen etwas als ‚Feststellung', glauben Sie dabei meist auch, daß das Gesagte stimmt. Den Multiple-choice-Fragen glauben wir zunächst gar nichts. Wir nennen die Sätze, in denen dort Sachverhalte mitgeteilt werden, ganz neutral ‚Aussagen'.

Aussagen über Tatbestände können richtig oder falsch sein. Schaut man aus dem Fenster, sieht auf das Thermometer, liest eine alte Sportzeitung oder sieht in einem Anatomie- oder Physiologiebuch nach, dann kann man den Wahrheitswert der Aussagen 1–5 ermitteln und das heißt nichts anderes als: man kann feststellen, ob sie richtig oder falsch sind. Bei Multiple-choice-Fragen wie

(4) In welcher Maßeinheit wird die Länge angegeben
(A) g
(B) s
(C) m
(D) dB
(E) kg

kann man nicht viel mehr machen als alle fünf Aussagen durchzugehen und sehen, ob man weiß, welche richtig ist. Bei einem großen Teil der Testfragen wird aber nun nicht nur gefragt, welche von den fünf vorgegebenen einfachen Aussagen die richtige ist, sondern der zu beantwortende Komplex enthält

Aussageverknüpfungen (Kombinationen von Aussagen)

Hier sind zunächst einige Beispiele für Aussageverknüpfungen.
(A) Die Sonne scheint **und** Margret hat Geburtstag
(B) Der HSV wurde 1977 Europapokalsieger der Pokalsieger **und** Gladbach wurde Deutscher Meister
(C) **Weil** Jimmy Carter Präsident wurde, stieg der Erdnußverbrauch in der Bundesrepublik
(D) Hämoglobin ist ein roter Blutfarbstoff **und** in Erythrozyten enthalten
(E) Hämoglobin kann Sauerstoff transportieren, **weil** es Eisen enthält.
Eine Aussageverknüpfung ist aus einfachen Aussagen zusammengesetzt. Beispiel (D) besteht aus den beiden einfachen Aussagen
(D1) Hämoglobin ist ein roter Blutfarbstoff
(D2) Hämoglobin ist in Erythrozyten enthalten
Mit Ihrem Wissen über die Welt bzw. über die für die Prüfung geforderten Gegenstände können Sie feststellen, ob diese Aussagen richtig oder falsch sind. **Mit Ihrem Wissen über die Verknüpfung von Aussagen können Sie feststellen, ob die gesamte komplexe Aussage richtig oder falsch ist.**
Verknüpft werden Aussagen durch Wörter wie ‚und', ‚oder', ‚weil', ‚wenn, dann', ‚aber' usw. Falls Sie sich noch an Ihren Grammatikunterricht in der Schule erinnern können, wissen Sie, daß es sich dabei um ‚Konjunktionen' handelt. Wichtig werden für uns auch Wörter wie ‚nur', ‚(zu-)mindest', ‚wenigstens', ‚alle', ‚jeder' werden, die etwas mit der Reichweite einer Aussage zu tun haben und von Grammatikern in verschiedenen Wortklassen versteckt werden.

Aussageverknüpfungen mit ‚und' (Konjunktionen)

Zusammengesetzte Aussagen wie
(A) Willy Brandt war Bundeskanzler und Uwe Seeler Mittelstürmer
(B) Die Belegzellen sind im Magen und produzieren Salzsäure
(C) Der Druck auf einen Körper ist abhängig von der Kraft und der Fläche
sind nur dann richtig, wenn alle einfachen Aussagen richtig sind. D. h. z. B. in (B):
(B1) Belegzellen sind im Magen
stimmt und
(B2) Belegzellen produzieren Salzsäure
stimmt auch
Also ist die zusammengesetzte Aussage (B) richtig. Eine zusammengesetzte Aussage wie
(D) Emden liegt in Niedersachsen, Merzig im Saarland, Castrop-Rauxel in Nordrhein-Westfalen und Stuttgart in Hessen
ist falsch, weil eine einzige Aussage (Stuttgart liegt in Hessen) falsch ist.

Aussageverknüpfungen mit ‚oder' (Disjunktionen)

Zusammengesetzte Aussagen wie
(A) Von Berlin fährt man nach Hamburg über Rudolphstein oder über Lauenburg
(B) Die Kapillaren sind Endstrombahnen oder Gehirnvenen
(C) Das Guy-Lusac'sche Gesetz ist ein Gasgesetz oder ein Gesetz über die Erhaltung der Masse
sind richtig, wenn zumindest eine einfache Aussage in ihnen richtig ist. Anders ausgedrückt: Sie sind nur dann falsch, wenn alle Einzelaussagen falsch sind. Im Beispiel (B) kann also ruhig
(B2) Die Kapillaren sind Gehirnvenen
falsch sein. Da
(B1) Die Kapillaren sind Endstrombahnen
richtig ist, ist die gesamte Aussage richtig.
Rein formal betrachtet ist bei ‚oder'-Fragen die Wahrscheinlichkeit, daß die Antwort ‚richtig' lautet, größer als bei ‚und'-Fragen, weil es bei ‚oder'-Fragen ausreicht, daß eine einzige Aussage richtig ist, während ‚und'-Fragen erfordern, daß alle Einzelteile richtig sein müssen.

Wahrscheinlichkeit

Fast immer werden bei jeder Frage im medizinischen Bereich fünf Antworten vorgegeben, von denen lediglich eine als ‚richtig' zu bestimmen ist. Die Chance, per Zufall die richtige zu finden, ist erstmal 1:5 oder 20%. Da es keinerlei Punktabzug oder ähnliches gibt, wenn man falsche Antworten

nennt, lohnt sich selbst ‚blindes' Antworten – auf keinen Fall sollte man eine Frage unbeantwortet lassen. Diese 20%-Treffer-Chance wird sich aber in den meisten Fällen erhöhen lassen durch eine **Negativauswahl**, d. h. dadurch, daß man zumindest eine oder zwei Aussagen als nicht zutreffend identifizieren kann und die Ratewahrscheinlichkeit auf 25% bzw. 33 1/3% erhöht. Man nimmt dann – bös gesagt – mit steigenden Chancen an einer Lotterie teil. Unterdrücken Sie nicht eventuell aufkommende Bedenken in Ihnen, daß dies recht unmoralisch oder eine Pervertierung des Lernens und des Studiums sei. Sie haben völlig recht damit. Da man Ihnen den Zugang zum Arztberuf im Augenblick aber nur durch die Teilnahme an Quizveranstaltungen dieser Art erlaubt, raten Sie trotzdem skrupellos! Zehn blind getippte B's oder C's können vielleicht gerade die zwei zusätzlichen richtigen Antworten bringen, die Sie zum Überspringen der 50%-Hürde brauchen. Raten Sie ‚blind' nur, wenn Sie unter akutem Zeitdruck sind oder wenn Sie ein bestimmtes Fach beim Lernen überhaupt nicht berücksichtigt haben und keine vagen Vorstellungen davon haben; versuchen Sie ansonsten immer, zumindest eine oder zwei Antwortmöglichkeiten zu eliminieren und so durch Negativauswahl Ihre Trefferquote zu erhöhen. Überlegen Sie aber, wenn Sie nur vage Vorstellungen von einem Teilgebiet haben, nicht allzu lange; Sie brauchen die Zeit besonders bei Fragen, wo Sie aufgrund Ihres Wissens mit ein bißchen Nachdenken positiv die richtige Lösung auswählen können.
Nach diesen allgemeinen Überlegungen zum möglichst effektiven Umgang mit den Fragen wollen wir nun sehen, welche Erleichterungen man sich aus der genauen Kenntnis der Fragetypen selbst verschaffen kann.

4. Der einfache Typ (Typ A)

Der einfache Typ tritt in drei Spielarten auf:

Typ A_1

(5) Die Gesamtblutmenge beträgt beim Erwachsenen normalerweise
(A) 4% des Körpergewichtes
(B) 7% des Körpergewichtes
(C) 10% des Körpergewichtes
(D) 15% des Körpergewichtes
(E) 25% des Körpergewichtes

Typ A_2

(6) Welche der folgenden Angaben charakterisiert den Ursprung der Arteriae laryngae superior und inferior **am besten**?
Die Arteriae laryngae superior u. inferior
stammen aus
(A) den entsprechenden Arteriae thyreoidae
(B) der Arteria carotis interna
(C) der Arteria sternocleidomastoidea
(D) der Arteria carotis externa
(E) der Arteria subclavia

Typ A_3

(7) Welche der folgenden Feststellungen ist **nicht** richtig?
(A) Reibungskräfte nehmen mit der Geschwindigkeit zu
(B) Reibungskräfte sind der Geschwindigkeit entgegengesetzt
(C) bei kleinen Geschwindigkeiten ist die Haftreibung der Geschwindigkeit proportional
(D) Die Haftreibung kann mit Schmiermitteln herabgesetzt werden
(E) Schmierfilme dienen zur Verringerung der Gleitreibung

In allen drei Beispielen werden Aussagen zu Ende geführt oder Fragen beantwortet. Im ersten Beispiel befindet sich unter den vorgegebenen Lösungen nur eine richtige, im dritten nur eine falsche. Bei Fragen wie im zweiten Beispiel trifft am Ende auch nur eine Lösung zu, das bedeutet aber nicht, daß die anderen automatisch völlig falsch sind. Gesucht wird die häufigste, wahrscheinlichste, den größten Erfolg versprechende, eindeutigste, am wenigsten falsche Lösung.

Da die Struktur dieses Typs einfach und überschaubar ist, haben wir hier am wenigsten Hilfe anzubieten. Um eine Antwort als ‚richtig' oder ‚falsch' zu markieren, braucht man keine besonderen logischen Fähigkeiten. Wichtiger sind da schon Überlegungen zum Zeitaufwand. Bei Fragen wie im zweiten Beispiel wird man aufgefordert abzuwägen, etwas über die Wahrscheinlichkeit von Aussagen zu sagen. Die harte ‚Ja/Nein'-Polarisierung ist weg. Sie können sich vielleicht daran erinnern, daß Sie verschiedene Lösungsvorschläge im gefragten Zusammenhang schon gehört haben; die Streß-Situation, vor den Fragen zu sitzen und sie in einer bestimmten Zeit abgehakt haben zu müssen, macht Sie vielleicht zusätzlich unsicher. Nicht nur müssen Sie, wie bei allen anderen Fragen, feststellen, ob etwas tatsächlich zutrifft oder nicht, nun sollen Sie auch noch feststellen, ob ein Lösungsvorschlag häufiger oder wahrscheinlicher zutrifft als der andere. Im allgemeinen macht man Aussagen zu Wahrscheinlichkeiten je einfacher, desto mehr praktische Erfahrung man mit dem Gegenstand hat. Aber die ist ja in den Anfangssemestern Medizin natürlich nicht da. Also muß man darüber nachdenken, ob man irgendwo etwas über die Häufigkeit bestimmter Antwortvorschläge gelesen hat. Und die muß man dann vergleichen. Im Prinzip muß man also bei derartigen Fragen mehr ‚geistige Arbeit' verbrauchen als bei den beiden anderen Arten des einfachen Typs.

Die traurige Konsequenz: Die Frageart, die einem etwas differenzierten, zukünftigen praktischen Verhalten zumindest ein wenig näher kommt, ist diejenige vom ‚einfachen Typ', die für den ‚90-Sekunden pro Frage'-Rhythmus am sperrigsten ist.

Das kann für Sie interessant sein, wenn Sie in Zeitnöte geraten. Anzumerken ist noch, daß Fragen vom Typ A_2 sehr selten vorkommen. Da das Medizinstudium naturwissenschaftlich orientiert ist, sind die Fächer auch entsprechend und in der Physik, Chemie etc. sind die Aussagen meist eindeutig. Fragen des Typs kommen daher nur recht selten und dann meistens in der Psychologie oder Soziologie vor.

Die beiden anderen Arten des einfachen Fragetyps sehen recht gleich aus. Entweder ist eine Antwort richtig und die anderen sind falsch oder umgekehrt. Es gibt aber verschiedene Strategien zu diesen Fragen. Man kann sich entweder darauf einstellen, immer festzustellen, daß etwas richtig ist oder immer festzustellen, daß etwas falsch ist.

Jemand, der gern die Richtigkeit einer Aussage feststellt, macht das bei Fragen wie im ersten Beispiel einmal, bei Fragen wie im dritten Beispiel dagegen viermal und wählt dann die einzige als nicht-richtig erkannte Aussage als Lösung aus.

Jemand, der gern die Falschheit einer Aussage feststellt, macht das bei Fragen wie im ersten Beispiel viermal (und wählt dann die einzige als nicht-falsch erkannte Aussage als Lösung aus), bei Fragen wie im dritten Beispiel dagegen nur einmal.

Effektiver ist wohl, wenn man beides macht, d. h. die fünf Vorschläge durchgeht und je nach seinem Wissen sagt, ‚die ist richtig', ‚das ist auf jeden Fall falsch' und damit die Auswahlmöglichkeiten verkleinert. Man sollte sich selbst im klaren darüber sein, welche Strategie man bisher unbewußt verwendet hat, welche also dem eigenen Denkmechanismus am angenehmsten ist. Je nach Ihrer Strategie können für Sie die beiden Fragetypen verschieden schwierig sein. Wir werden Ihnen jetzt drei jeweils gleich schwere Fragen zu beiden Fragearten vorlegen. Stellen Sie bitte fest, ob eine Art für Sie einfacher und schneller beantwortbar ist, überlegen Sie, welches Ihre Strategie dabei war und ob Sie die Strategie für den anderen Typen verbessern können. Merken Sie sich, welcher Typ für Sie besser ist, falls Sie in Zeitnöten sind.

(8) Welche Aussage trifft zu?
Das dritte Mendelsche Gesetz (Unabhängigkeitsgesetz) trifft zu, wenn:
(A) zwei Gene verschiedene, voneinander unabhängige biochemische Syntheseschritte kontrollieren
(B) zwei Gene auf verschiedenen Chromosomen lokalisiert sind
(C) multiple Allelie besteht
(D) zwei Gene auf den gleichen Chromosomen eng beieinander liegen
(E) es trifft ausnahmslos in jedem Falle zu

(9) Welche Aussage trifft zu?
Nachdem ein sechsjähriger Junge ein Geschwisterchen bekommen hat, zeigt er folgendes Verhalten:
Er versucht, sich in das Babybett zu legen, näßt ein, spricht Babysprache, plötzliche Leistungsverschlechterungen in der Schule.
Welche Frustrationshypothese bestätigt dieses Verhaltensbündel?
(A) Frustrations-Regressions-Hypothese
(B) Frustrations-Aggressions-Hypothese
(C) Frustrations-Aversions-Hypothese
(D) Frustrations-Streß-Hypothese
(E) keine der Antworten ist richtig

(10) Die nachstehenden Flüssigkeiten unterscheiden sich in ihrer Zähigkeit
1. Wasser
2. Schmieröl
3. Äthyläther
4. Quecksilber
5. Glycerin
Wie lautet die richtige Ordnung nach zunehmender Zähigkeit (20° C)?
(A) Wasser < Äthyläther < Schmieröl < Quecksilber < Glycerin
(B) Schmieröl < Wasser < Äthyläther < Glycerin < Quecksilber
(C) Äthyläther < Wasser < Schmieröl < Glycerin < Quecksilber
(D) Äthyläther < Wasser < Quecksilber < Schmieröl < Glycerin
(E) Quecksilber < Glycerin < Äthyläther < Wasser < Schmieröl

Die gleiche Thematik jetzt mit einer negativen Fragestellung:

(11) Die nachstehenden Flüssigkeiten unterscheiden sich in ihrer Zähigkeit:

1. Wasser
2. Schmieröl
3. Äthyläther
4. Quecksilber
5. Glycerin

Welche Ordnung nach zunehmender Zähigkeit (20° C) trifft **nicht** zu?

(A) Schmieröl > Wasser > Äthyläther
(B) Quecksilber > Glycerin > Schmieröl
(C) Glycerin > Schmieröl > Äthyläther
(D) Glycerin > Quecksilber > Wasser
(E) Quecksilber > Schmieröl > Wasser

(12) Welche Aussage trifft **nicht** zu?
Der Träger einer in der Keimzelle eines seiner Eltern entstandenen dominanten Neumutation
(A) ist selbst Träger eines dominanten Merkmals
(B) gibt das mutierte Gen an durchschnittlich die Hälfte seiner Kinder weiter
(C) trägt die Mutation in heterozygotem Zustand in allen seinen Körperzellen
(D) hat häufig Geschwister, die das Merkmal ebenfalls aufweisen
(E) hat Eltern, die vom Merkmal frei sind.

(13) Welche Aussage trifft **nicht** zu?
Das Y-Chromosom des Menschen
(A) ist nur beim Manne vorhanden
(B) fluoresziert stark nach Spezialfärbung
(C) trägt zahlreiche bekannte Gene
(D) ist akrozentrisch
(E) gehört zur Gruppe der kleinen Chromosomen

5. Der Typ mit den Listen (Typ B)

So tritt er auf:

Ordnen Sie den Größen der Liste 1 die jeweils richtige Einheit aus Liste 2 zu:

Liste 1	**Liste 2**	
(14) Ladung	(A) Ampere	(A)
(15) Spannung	(B) Volt	(V)
(16) Stromstärke	(C) Watt	(W)
(17) Leistung	(D) Ohm	(Ω)
	(E) Coulomb	(C)

Nehmen wir ihn uns erst einmal ein wenig einfacher vor, zum Beispiel so:

Ordnen Sie die Städte auf Liste 1 den richtigen Ländern zu:

Liste 1	**Liste 2**
(18) München	(A) Panama
(19) Detroit	(B) Bundesrepublik Deutschland
(20) Emden	(C) USA
	(D) Liechtenstein
	(E) Jemen

Eigentlich handelt es sich hierbei um drei zusammengelegte Fragen des einfachen Typs, bei dem die einzig richtige Antwort gesucht wird. Das heißt: genausogut, nur halt umständlicher, könnte stattdessen stehen:

(18) In welchem der folgenden Länder liegt München?
- (A) Panama
- (B) Bundesrepublik Deutschland
- (C) USA
- (D) Liechtenstein
- (E) Jemen

(19) In welchem der folgenden Länder liegt Detroit?
- (A) Panama
- (B) Bundesrepublik Deutschland
- (C) USA
- (D) Liechtenstein
- (E) Jemen

(20) In welchem der folgenden Länder liegt Emden?
- (A) Panama
- (B) Bundesrepublik Deutschland
- (C) USA
- (D) Liechtenstein
- (E) Jemen

Lassen Sie sich nicht durch die Bezeichnung (Typ B-Zuordnung) durcheinanderbringen. Dieser Typ sieht komplizierter aus als er ist. Nehmen Sie das erste Element, das auf der ersten Liste steht, und behandeln Sie es wie eine einfache Frage: fünf Lösungsmöglichkeiten stehen Ihnen wie gehabt zur Verfügung, sonst gar nichts. Dann nehmen Sie das zweite Element der ersten Liste – wieder stehen Ihnen fünf Lösungsmöglichkeiten zur Verfügung – und behandeln es genauso. Ignorieren Sie **nicht** die beim ersten Element gewählte Lösungsmöglichkeit; diese hat noch ebenso viele Chancen wie die vier anderen. Denken Sie nicht an alle auf Liste 1 vorhandenen Elemente auf einmal, das verwirrt nur.
Also, obwohl die Fragen dieses Typs oberflächlich recht kompliziert aussehen, sind sie auch nicht schwieriger als die des einfachen Typs. Nehmen Sie sie nur ruhig auseinander. Wenn Sie den Gedankenballast ‚Listen' und ‚Zuordnen' erst über Bord geworfen haben, werden Sie feststellen, daß dieser Typ Ihnen darüber hinaus Vorteile bietet. Wenn Liste 1 z. B. aus fünf Elementen besteht, heißt das in Wirklichkeit: Sie bekommen fünfmal hintereinander eine Frage nicht nur aus dem gleichen Fachgebiet (Sie springen also nicht zwischen z. B. Anatomie, Soziologie und Physiologie hin und her), sondern auch noch aus einem gleichen eingegrenzten Bereich dieses Gebiets. Ihr Kopf braucht zumindest für eine kurze Zeit keine Energie darauf zu verschwenden, im Eiltempo verschiedene geistige Schubladen aufzureißen und zuzuschieben, sondern kann wenigstens ein kleines bißchen länger in einer Schublade herumkramen. Sie werden also im Schnitt für eine Frage vom Listentyp mit drei Elementen auf der ersten Liste etwas weniger Zeit verbrauchen als bei drei Fragen des einfachen Typs aus drei Gebieten. Diese Vorteile können natürlich leicht ins Gegenteil umschlagen: Wenn Sie eine Zuordnungs-Aufgabe mit fünf Elementen auf der ersten Liste finden mit einem Gegenstandsbereich, von dem Sie (fast) keine Ahnung haben, müssen Sie gleich fünfmal raten, und zwar zu recht ungünstigen Bedingungen. Da meist weniger als fünf Elemente auf der ersten Liste stehen, gleicht sich alles ein wenig aus: Die Vorteile sind nicht so groß, mögliche Nachteile auch nicht.
Wichtig ist: Bangemachen gilt nicht, obwohl die Fragen dieses Typs komplex aussehen und mit dem Zuordnen von Elementen von zwei Listen anscheinend logisches Überlegen erfordern, sind sie kein bißchen schwieriger als die einfachen Fragen. Durch den gemeinsamen Gegenstandsbereich für mehrere Fragen hintereinander sind sie eher von Vorteil. Also: durch ruhiges Abarbeiten die Luft aus der Frage lassen und abhaken. Zum Einüben sechs Beispiele:

Zu welchen typischen chronischen Störungen der Motorik (Liste 2) führen Läsionen in den Neuronen oder Fasern der in der Liste 1 aufgeführten Hirngebiete?

Liste 1	**Liste 2**
(21) Kleinhirnkerne	(A) schlaffe Lähmung, Areflexie

(22) Kapsula interna

(B) spastische Lähmung, positives Babinskizeichen
(C) Intenionstremor, Ataxie
(D) blitzartige Hyperkinesen
(E) Rigor, Akinese, Ruhetremor

Ordnen Sie den Elektrolytklassen (Liste 1) deren entsprechende Eigenschaften in wäßriger Lösung (Liste 2) zu:

Liste 1
(23) starker Elektrolyt
(24) schwacher Elektrolyt

Liste 2
(A) überhaupt nicht dissoziiert
(B) wenig dissoziiert
(C) vollständig dissoziiert
(D) nicht hydratisierbar
(E) elektrolytisch nicht reduzier- oder oxydierbar

Auf welchen Ladungsträgern (Liste 2) beruht die Leitfähigkeit der genannten Materialien (Liste 1)?

Liste 1
(25) Metalle
(26) Elektrolyte

Liste 2
(A) Elektronen
(B) Positronen
(C) Protronen
(D) Ionen
(E) elektromagnetische Wellen

Bitte ordnen Sie jedem der in Liste 1 aufgeführten Abwehrmechanismen das zugehörige Verhalten (Liste 2) zu

Liste 1
(27) Verleugnung
(28) Verdrängung

Liste 2
(A) die Schuld auf andere schieben
(B) sich vor etwas ekeln
(C) im nachhinein vernünftige Gründe für eine Handlung angeben
(D) ein unangenehmes Erlebnis nicht erinnern
(E) unangenehme Realitäten negieren

Begriffen in Liste 1 ist die zutreffende Definition aus Liste 2 zuzuordnen

Liste 1
(29) zugeschriebener Status
(30) erworbener Status
(31) Statusinkonsistenz

Liste 2
(A) soziale Position, die nach Leistungskriterien vergeben wird
(B) Gesamtheit der Statusdifferenzen
(C) Soziale Position, die bei Geburt festgelegt ist

(D) Soziale Merkmale einer Position liegen auf ungleichen Rangstufen
(E) Beruf, Prestige, Einkommen usw. einer Person liegen auf derselben sozialen Rangstufe

Ordnen Sie bitte den in Liste 1 genannten Muskeln die zutreffende Aussage (Liste 2) zu:

Liste 1

(32) Quadriceps femoris
(33) Triceps femoris

Liste 2

(A) streckt in der Articulatio genus, spannt die Kollateralbänder an, wird innerviert durch den N. femoralis
(B) beugt im Kniegelenk, spannt die Kollateralbänder, wird innerviert durch den N. obturantorius
(C) rotiert im Kniegelenk einwärts, wird innerviert durch den N. ischiadicus
(D) rotiert im Kniegelenk aufwärts, wird durch den Tribialis- und den Perneusananteil des N. ischiadicus innerviert
(E) streckt in der Articulatio genus, führt eine Erschlaffung der Kollateralbänder herbei, wird innerviert durch den N. femoralis

6. Der Typ mit der kausalen Verknüpfung (Typ C)

In der Prüfung kommt er Ihnen zum Beispiel so vor:

(34) Unterschiede in der Aminosäuresequenz homologer Proteine (z. B. Hämoglobin) werden häufig zur Klärung verwandtschaftlicher Beziehungen, z. B. zwischen Mensch und Menschenaffen, herangezogen, weil die Unterschiede in der Aminosäuresequenz homologer Proteine meistens umso geringer sind, je enger verschiedene Arten miteinander verwandt sind.

Machen wir uns die Sache etwas einfacher und nehmen wir ein Allerweltsbeispiel:

(35) Borussia Mönchen-Gladbach wurde 1978 Europapokalsieger der Landesmeister, weil die Mannschaft im Endspiel gegen den 1. FC Liverpool gewonnen hat.

Antwort	Aussage 1	Aussage 2	Verknüpfung
A	richtig	richtig	richtig
B	richtig	richtig	falsch
C	richtig	falsch	–
D	falsch	richtig	–
E	falsch	falsch	–

Wir haben zwei Aussagen
(a) Gladbach wurde 1978 Europapokalsieger der Landesmeister
(b) Gladbach hat das Endspiel gegen Liverpool gewonnen
und wir haben eine Verknüpfung, d. h. zwischen den beiden steht eine Konjunktion, die die beiden in eine Beziehung bringt. Die Konjunktion ist hier **weil**. Die eine Aussage **begründet** die andere. Aus Ihrem mit lateinischen Fachausdrücken herumwerfenden Grammatikunterricht wissen Sie vielleicht noch, daß **weil** einen ‚Kausalsatz' einleitet. ‚Kausale Verknüpfungen' nennen die Fragensammlungen daher diesen Typ.
Ab und zu tauchen in ihnen aber auch Fragen dieses Typs auf, bei denen die Aussagen mit **so daß** verknüpft werden. Eine Aussage **folgt** in diesem Falle aus der anderen.
Schauen wir uns dieses Antwortschema an, so sehen wir als erstes, daß seine Verfasser glauben, daß man die Verknüpfung nicht zu behandeln braucht, wenn eine der Aussagen falsch ist. Nur bei den Antworten **A** und **B** kommt die Richtigkeit oder Falschheit der Verknüpfung ins Spiel.
Also: auf jeden Fall zuerst einmal überprüfen, ob nicht vielleicht eine der beiden Aussagen falsch ist. Dann hat man Glück, denn:

Sobald eine der Aussagen als falsch erkannt ist, kann man die Verknüpfung ignorieren.

Das ist praktisch und zeitsparend. Gerade das Nachdenken über Zusammenhänge ist ja komplizierter als das Abrufen von Fakten. Es kostet also mehr Nerven und Zeit, besonders, wenn man leichte Zweifel hat, ob denn wirklich das Vorgeschlagene oder nicht doch etwas Ähnliches die richtige Begründung darstellt.
Sobald man also eine der beiden Aussagen als falsch erkannt hat, ist man die Antwortmöglichkeiten ‚A' und ‚B' los. Außerdem ist man auch ‚C' oder ‚D' los, je nachdem, ob man Aussage 1 oder Aussage 2 als falsch erkannt hat. Übrig bleiben nur noch C oder D (je nachdem) und E, d. h. nur noch zwei Ankreuzmöglichkeiten.

Wenn man also eine Aussage als ‚falsch' identifizieren kann, hat man die Ratewahrscheinlichkeit auf 50% gesteigert.

Wenn man lediglich eine Aussage als ‚richtig' identifizieren kann, ist die Sache weniger günstig. Man wird zwei vorgeschlagene Alternativen los, nämlich auf jeden Fall ‚E' und entweder C oder D (je nachdem, ob man Aussage 1 als richtig identifiziert hat (dann ist ‚D' aus dem Rennen) oder Aussage 2 (wobei mit ‚C' nichts anzufangen ist). Es bleiben aber noch ‚C' oder ‚D' (je nachdem) und A und B. Die Ratewahrscheinlichkeit ist also erst auf 33⅓% gesteigert und die beiden schwierigen Vorschläge sind leider noch da. Außerdem kommen Sie eventuell ins Grübeln.
Wie bei der Variante des einfachen Typs, bei der Sie die beste von mehreren möglichen Antworten heraussuchen sollten, wird auch hier die Multiple-choice-Ideologie durchbrochen. Während die Struktur des Fragesystems Sie dahinbringen will, als schneller Ankreuzroboter zu agieren, könnten Sie bei diesen Fragen ins Nachdenken kommen. Sie könnten anfangen, während der kostbaren Zeit über Zusammenhänge nachzudenken (was bei einer Frage nach ‚Gründen' sicher auch bezweckt ist) und es könnte sein, daß Sie, wie wir und die meisten Leute, die wir kennen, zu der Sorte Mensch gehören, die komplizierte Zusammenhänge in Zweifelsfällen nicht in 90 Sekunden nachvollziehen können, sondern ihnen viel mehr Zeit geben möchten. Seien Sie deswegen nicht traurig. Nehmen Sie sich auch weiter die Zeit nachzudenken, Zweifel sich in Ihrem Kopf ausleben zu lassen, Sachverhalte ein zweites Mal zu durchdenken – Ihre zukünftigen Patienten werden es Ihnen danken. Nur: bitte nicht während des Tests. Deshalb perverser Rat: Wenn man sich über die Richtigkeit der Verknüpfung nicht schnell im klaren ist, lieber diese Frage bis zum Ende aufheben, falls dann noch Zeit ist.
Kurz gefaßt:

1. Überblicken, ob eine der Aussagen falsch ist. Wenn ja, ist Ihre Chance immerhin 50%, wenn Sie zu der anderen keine Meinung haben.

2. Identifizieren Sie eine als ‚richtig' und haben zu der anderen keine Meinung, beträgt Ihre Ratechance 33⅓%
3. Wenn Sie beide als ‚richtig' identifizieren, haben Sie bereits wieder eine 50%-Chance (‚A' oder ‚B'). Wenn Sie sich über die Verknüpfung im unklaren sind, notieren Sie sich ‚A' oder ‚B', machen weiter und lassen die Entscheidung bis zum Ende offen, wo Sie entweder Zeit zum Spekulieren haben oder blind entscheiden.

So, jetzt gibt es wieder einige Aufgaben. Lösen Sie sie nach der angegebenen Strategie. Wichtig: Denken Sie nachträglich über Ihr Verhalten bei den Fragen nach, die ‚A' oder ‚B' als richtige Lösung enthalten. Wir haben Aufgaben herausgesucht, bei denen die Bestimmung der Richtigkeit oder Falschheit der Aussagen relativ leicht, die Bestimmung der Verknüpfung aber ein wenig problematisch ist. Wenn Sie sich gut unter Kontrolle haben, d. h. nach kurzer Zeit der Überlegung zu einem Urteil kommen oder sich eingestehen können, daß das zu kompliziert für Sie sei, dann ist es gut und Sie werden bei diesem Typ auch nicht mehr Probleme als bei anderen Typen haben. Wenn Sie aber (übertrieben gesagt) zur Panik neigen, d. h. sich äußerst unwohl fühlen, wenn Sie die Richtigkeit oder Falschheit der Verknüpfung nicht sofort feststellen können und anfangen, relativ chaotisch hin- und herzuüberlegen, dann sollten Sie sich stark an dem unter 3. vorgeschlagenen Vorgehen orientieren.

(36) Hormone können als Regulatoren der Genaktivität wirken,
weil
Hormone die Bildung von m-RNA auslösen (Regulation der Transkription)

(37) Aldehyde und Ketone lassen sich chemisch durch ihr Verhalten gegenüber Oxidationsmitteln unterscheiden,
weil
Aldehyde im Gegensatz zu Ketonen nicht von Cu^{2+}/OH^{-}/Tartrat und $[AG(NH_3)_2]^+$ angegriffen werden.

(38) Nach der psychoanalytischen Theorie ist bei einer Fehlleistung ein unbewußtes Motiv beteiligt,
weil
Fehlleistungen nach psychoanalytischer Theorie als Kompromißbildung zwischen einem bewußten und einem unbewußten (abgewehrten) Motiv entstehen.

(39) Im Licht zweier Glühlampen tritt keine sichtbare Interferenz auf,
weil
die Polarisationsrichtung der Wellenzüge nicht genau übereinstimmt.

(40) Bei einer Pfortaderstauung können die submucösen Vv. oesophagae zu Oesophagusvarizen erweitert sein,
weil

Blut der Pfortader über die Vv. paraumbilicales und die V. thoracoepigastrica zur V. cava superior abfließen kann.

(41) Die Disci und Menisci der Gelenke tragen außer zur Gelenkführung auch zur Druckverteilung zwischen den artikulierenden Skeletteilen bei,
weil
die Disci und Menisci der Gelenke aus elastischem Knorpel bestehen.

(42) Beim elastischen Stoß zweier Körper bleibt der Impuls erhalten,
weil
die Energie des erhaltenen Systems erhalten bleibt.

(43) Die mittlere Lebenserwartung von Neugeborenen hat sich seit Beginn dieses Jahrhunderts in Deutschland wesentlich erhöht,
weil
die Säuglingssterblichkeit seit 1900 stark abgenommen hat.

Literatur nach der ärztlichen Vorprüfung

Pathophysiologie und Pathobiochemie:

Buddecke

Pathobiochemie

Ein Lehrbuch für Studierende und Ärzte
446 S. Zahlr. Abb. u. Tab. 1978. Flex. DM 34,–
Darstellung der biochemischen Grundlagen genetischer und erworbener Störungen und Prozesse, soweit sie sich als Symptome mit Krankheitswert manifestieren, sowie der Beziehungen zu zahlreichen Nachbargebieten.

Radiologie:

Schlungbaum

Medizinische Strahlenkunde

Eine Einführung in die physikalischen, technischen und biologischen Grundlagen der medizinischen Strahlenanwendung für Mediziner und medizinisch-technische Radiologieassistentinnen und -assistenten.
6., neubearb. Aufl. 1979. Flex. DM 68,–
Das Werk wurde überarbeitet und die neueste technische Entwicklung berücksichtigt.

Chirurgie:

Gabka

Injektions- und Infusionstechnik

Praxis – Komplikationen
2., überarb. Aufl. 207 S. 73, z. T. mehrfarb. Abb. 1978. Kart. DM 48,–
Leitfaden zur parenteralen Diagnostik und Therapie. Darstellung der Technik, Anwendung und möglichen Komplikationen unter Berücksichtigung didaktischer Gesichtspunkte. Für Mediziner während des ‚praktischen Jahres'.

Janik

Frakturen und Luxationen

101 S., z. T. zweifarb. Abb. 1977. Flex. DM 19,80
Leitfaden der modernen Knochenbruchbehandlung; Darstellung der konservativen und operativen Frakturbehandlung für Studenten im ‚praktischen Jahr'.

Ehalt

Unfallpraxis

5., völlig neu bearb. Aufl. 232 S. 306 Abb. 1972. Kart. DM 48,–
Klinische und röntgenologische Diagnostik bei Unfällen, sowie die Behandlung und Nachbehandlung von Verletzten aller Art.

Gynäkologie und Geburtshilfe:

Pschyrembel

Praktische Gynäkologie

Für Studierende und Ärzte
4., überarb. u. erw. Aufl. 1968. Geb. DM 62,–
Darstellung des für die gynäkologische Praxis Wichtigen für Studenten und Ärzte: umfassend, übersichtlich, verständlich.

Pschyrembel

Praktische Geburtshilfe

14., neubearb. Aufl. u. Mitarb. v. J. Bretscher u. D. Hofmann. 899 S. 612 Abb. 1973. Geb. DM 74,–
Wegen seiner didaktisch geschickten Darstellung bekanntes Lehrbuch der Geburtshilfe und der geburtshilflichen Operationen.

Ufer

Hormontherapie in der Frauenheilkunde

Grundlagen und Praxis
5. Aufl. 285 S. Zahlr. Abb. u. Tab. 1978. Geb. DM 68,–
Darstellung der gynäkologischen und geburtshilflichen Endokrinologie für Studenten und Ärzte.

Weitere Fächer:

Winkler

Dermatologie

Ein lexikalisches Repertorium
3., überarb. Aufl. 318 S. 28 S. Vierfarbtaf. 1978. Geb. DM 98,–
Symptomatik, Ätiologie, Pathogenese und Differentialdiagnose der Haut- und Geschlechtskrankheiten unter Angabe geeigneter Medikamente für die Therapie; mit Anhang ‚Hautkrankheiten nach topographischen Gesichtspunkten'.

Haike

Orthopädische Krankheiten

Ein Kompendium
219 S. 1974. Kart. DM 16,80 (Slg. Göschen, Bd. 8006)
Die orthopädischen Krankheiten werden in Kurzform und alphabetisch gegliedert wiedergegeben.

Preisänderungen vorbehalten

WALTER DE GRUYTER · BERLIN · NEW YORK

Weitere Studienliteratur

P. Lorenzen

Formale Logik

4., verbesserte Auflage. 184 Seiten. 1970. Kartoniert DM 7,80 ISBN 3 11 002772 0 (Sammlung Göschen, Band 1176/1176a)

G. Martius

Geburtshilfe in Stichworten

Unter Mitarbeit von U. Magnus. 447 Seiten. 1972. Kartoniert DM 14,80 ISBN 3 11 004270 3 (Sammlung Göschen, Band 7003)

U. Wolff

Schwangerschaftsabbruch aus medizinischer Sicht

Legal oder illegal

248 Seiten. Mit 40 Tabellen, 19 Graphiken, 2 Abbildungen. 1973. Kartoniert DM 16,80 ISBN 3 11 004288 6 (Sammlung Göschen, Band 8001)

Lemtis/Seger

Das Rückenlage-Schocksyndrom

Supine Hypotensive Syndrome

86 Seiten. Mit 7 Abbildungen und 3 Tabellen. 1973. Kartoniert DM 14,80 ISBN 3 11 004534 6 (Sammlung Göschen, Band 7004)

H.-W. Boschann

Gynäkologische Zytodiagnostik für Klinik und Praxis

2., völlig überarbeitete Auflage der „Praktischen Zytologie". 15,5 cm x 23,0 cm. XVI, 179 Seiten. Mit 131 Abbildungen und 12 Tafeln mit 24 farbigen Bildern. 1973. Gebunden DM 54,– ISBN 3 11 003981 8

W. Zimmermann

Forensische Blutgruppenkunde

Einführung zum Verständnis von Vaterschaftsgutachten

127 Seiten. 1975. Kartoniert DM 16,80 ISBN 3 11 004744 6 (Sammlung Göschen, Band 2400)

H. Gasteiger

Augenheilkunde

Leitfaden für Studium und Praxis

3., neubearbeitete Auflage. 17 cm x 24 cm. XVI, 307 Seiten. Mit 288, zum großen Teil mehrfarbigen Abbildungen. 1970. Gebunden DM 44,– ISBN 3 11 006376 X (de Gruyter Lehrbuch)

7. Der nur-und Typ (Typ D)

Er ist wohl am verwirrendsten, und es lohnt sich sicher, ihn ein wenig auseinanderzunehmen. Im Examen findet man z. B. die folgende Aufgabe:

(44) Der Begriff „Rolle“ beschreibt bestimmte Verhaltensaspekte einer Person, die folgendermaßen charakterisiert sind:
(1) Rollenerwartungen sind an die Position des Rollenträgers gebunden.
(2) Rollenerwartungen sind an die Persönlichkeit des Rollenträgers gebunden
(3) Rollenbeschreibungen sind Beschreibungen des tatsächlichen Verhaltens der Rollenträger
(4) Rollenbeschreibungen sind Beschreibungen des erwarteten Verhaltens der Rollenträger
(5) Rollenerwartungen haben den Charakter sozialer Normen.
(A) nur 1 und 2 sind richtig
(B) nur 3 und 4 sind richtig
(C) nur 1, 4 und 5 sind richtig
(D) nur 2, 3 und 5 sind richtig
(E) 1–5 = alle sind richtig

Wir machen uns die Sache erstmal etwas leichter und nehmen ein allgemeines Beispiel. So eine Aufgabe besteht fast immer aus fünf Aussagen. So nehmen wir mal die folgenden Aussagen:

(45) 1. Bern ist die Hauptstadt der Schweiz
2. Köln ist eine deutsche Stadt
3. Argentinien ist ein asiatisches Land
4. Ostfriesland ist ein unabhängiger Staat
5. Belgien gehört zur EG

Im Text lesen Sie nach dieser Aufzählung folgendes:

Welche der folgenden Aussagekombinationen ist zutreffend?
(A) nur 1, 3 und 5 sind richtig
(B) nur 2, 4 und 5 sind richtig
(C) nur 1, 2 und 5 sind richtig
(D) nur 1 und 5 sind richtig
(E) nur 3, 4 und 5 sind richtig

Weiter vorne haben wir gesehen, daß Aussagekombinationen mit ‚und‘ nur richtig sind, wenn alle darin vorkommenden Einzelaussagen richtig sind. In unserem Beispiel heißt das: A, B und E darf man auf alle Fälle schon einmal nicht ankreuzen, weil darin die Aussagen 3 und 4 vorkommen, die falsch

sind. Eine einzige gefundene ‚Falschaussage' reicht also bereits, um eine vorgeschlagene Lösung aus dem Rennen zu werfen. Weiter: das Wort **„nur"** in den vorgeschlagenen Lösungen bedeutet: es gibt keine anderen richtigen Aussagen außer den hier angegebenen: alle anderen Aussagen sind falsch. Wenn Sie nun eine der vorgegebenen Aussagen sicher als richtig identifiziert haben, kommen alle Lösungsvorschläge, die diese Aussage nicht enthalten, als richtige Lösung nicht in Frage. In unserem Beispiel: Sie wissen, daß Köln eine deutsche Stadt ist (Aussage 2), deshalb können Sie die Lösungsmöglichkeit (D) gleich außer Acht lassen.
Zusammengefaßt:

> **Sobald Sie in einem Lösungsvorschlag eine der angegebenen Aussagen als falsch erkennen, ist dieser „gestorben". Sofort weitergehen! Wenn Sie eine Aussage als richtig identifiziert haben und sie im Lösungsvorschlag nicht vorhanden ist, ist dieser „gestorben". Sofort weitergehen!**

Wir demonstrieren das noch einmal an einem realistischen Beispiel. Im Text steht:

(46) Welche Faktoren beeinflussen die Adsorption an festen Oberflächen?
1. Temperatur
2. Luftfeuchtigkeit
3. Art des Adsorbens
4. Form der Oberfläche
5. Art des Lösungsmittels

Welche der folgenden Aussagekombinationen ist richtig?
A. nur 1, 2, 3 und 4 sind richtig
B. nur 1 und 3 sind richtig
C. nur 1, 2, 4 und 5 sind richtig
D. nur 2, 3, 4 und 5 sind richtig
E. nur 1, 3 und 5 sind richtig

Unterstellen wir einmal, daß Sie nur sicher wissen, daß 5 richtig und 4 falsch ist. Wir gehen die Lösungsvorschläge durch:
A. kommt nicht in Frage, da 4 im Lösungsvorschlag enthalten ist.
B. kommt nicht in Frage, da 5 **nicht** im Lösungsvorschlag vorhanden ist.
C, D kommen jeweils nicht in Frage, weil 4 im Lösungsvorschlag vorhanden ist.
E. bleibt übrig, muß richtig sein!
Unterstellen wir jetzt, Sie hätten sicher gewußt, daß der vorgeschlagene zweite Faktor (Luftfeuchtigkeit) auf jeden Fall falsch ist und daß Sie sicher sind, daß die Temperatur (Vorschlag 1) ein beeinflussender Faktor ist. In diesem Falle mußten Sie wie folgt überlegen:
A. ‚2' soll hier richtig sein, ist es aber nicht. A kommt nicht in Frage.
B. ‚1' ist richtig, über ‚3' weiß ich nichts. Könnte sein.
C. D. ‚2' kommt drin vor, also aus dem Rennen.

E. ‚1' ist richtig, über ‚3' und ‚5' weiß ich nichts. Könnte sein.
Nun stehen Sie mit **B** und **E** als möglichen Ergebnissen da. Immerhin eine Ratechance von 50%. Vielleicht haben Sie ja doch noch eine vage Vorstellung davon, ob die Art des Lösungsmittels die Adsorption an festen Oberflächen beeinflußt oder nicht. Zumindest ist aber Ihre Entscheidung auf eine einzige Frage reduziert worden, ob ‚5' richtig ist oder nicht. Häufig werden Sie auch mehr wissen; bei drei oder vielleicht sogar vier als ‚richtig' oder ‚falsch' erkannten Aussagen werden Sie die Aussagekombination in den allermeisten Fällen vollständig in den Griff bekommen.
Wir haben jetzt ein paar Aufgaben für Sie. Die ersten zwei werden Sie **schnell** beantworten. Überlegen Sie danach, was bei der Beantwortung in Ihrem Kopf vorgegangen ist, wie Sie die richtige Lösung herausgefunden haben.

(47) Welche Aussagen gelten über Eßgewohnheiten?
1. In Italien ißt man häufiger Nudeln als in Korea.
2. Gebratene Kakteen gehören zur gutbürgerlichen deutschen Küche.
3. Japaner essen mehr Reis als Kartoffeln
4. Franzosen essen mehr Baguettes als Schwarzbrot.
5. Echte Düsseldorfer trinken mehr Alt als Kölsch.

Welche der folgenden Aussagekombinationen ist richtig?
(A) nur 1, 3 und 4 sind richtig
(B) nur 2, 4 und 5 sind richtig
(C) nur 1, 3, 4 und 5 sind richtig
(D) alle sind richtig
(E) nur 2, 3, 4 und 5 sind richtig

(48) Welche Aussagen gelten in der Musik?
1. Mick Jagger komponierte den Rosenkavalier.
2. ‚Die Zauberflöte' ist eine Oper.
3. Punk-Rock ist erst nach 1970 entstanden.
4. John Travolta ist der Gitarrist der Beatles.
5. Richard Wagner schrieb hauptsächlich Musicals.

Welche der folgenden Aussagekombinationen ist richtig?
(A) nur 2 und 3 sind richtig
(B) alle sind richtig
(C) nur 3 und 4 sind richtig
(D) nur 3 ist richtig
(E) nur 1, 3 und 5 sind richtig

Und nun wird es unsinnig. Nehmen wir einmal die folgenden fünf Aussagen an:

(49) 1. Nachts ist es kälter als draußen.
2. Eine Minute ist länger als meine Zahnbürste.
3. Eine Frau ohne Fahrrad ist wie ein Mann ohne Fische.
4. Der Student geht so lange zur Mensa, bis er bricht.
5. Multiple-choice-Fragen sind die dümmsten aller Fragen.

Nehmen wir weiter an, daß 2 richtig und 4 falsch ist:
Die Frage geht weiter:

Welche Aussagenkombination ist richtig?
(A) nur 1, 3 und 5 sind richtig
(B) nur 2, 3 und 5 sind richtig
(C) nur 1 und 2 sind richtig
(D) nur 2, 3 und 4 sind richtig
(E) nur 5 ist richtig

(50) Nun nehmen Sie diese Frage noch einmal: diesmal wissen Sie, daß 2 falsch ist und daß 3 und 5 richtig sind.

Machen wir es noch etwas abstrakter. Jetzt bleibt sogar der Unsinn aus, weil Prüfungen schließlich eine ernste Sache darstellen sollen. Hier ist nur der zweite Teil der Frage:

Welche Aussagenkombinationen sind richtig?
(A) nur 3 und 4 sind richtig
(B) alle sind richtig
(C) nur 1, 3, 4 und 5 sind richtig
(D) nur 2, 3 und 5 sind richtig
(E) nur 1, 2 und 4 sind richtig

Nehmen wir ein paar Fälle

(51) Sie wissen, daß ‚2' und ‚3' richtig sind
(52) Sie wissen, daß ‚3' und ‚5' falsch sind
(53) Sie wissen, daß ‚3' richtig und ‚1' und ‚5' falsch sind
(54) Sie wissen, daß ‚3' und ‚4' richtig und ‚2' falsch sind
(55) Sie wissen nur, daß ‚3' falsch ist
(56) Sie wissen nur, daß ‚3' richtig ist
(57) Sie wissen, daß ‚3' und ‚5' richtig sind

Genug des Trainings. Jetzt noch einige praktische Beispiele. Sie sollten sie in 9 Minuten lösen können.

(58) Welche der folgenden Aussagen über schichtspezifische Sprachcodes sind richtig?
(1) Der elaborierte Sprachcode ist die häufiger in der sozialen Unterschicht geübte Sprachform
(2) Ärzte benutzen als Angehörige der Mittelschicht bevorzugt den restringierten Sprachcode
(3) Kennzeichnend für den Sprachstil der Unterschicht sind kurze, grammatisch unvollständige Sätze und eingeschliffene Redensarten
(4) Unterschiedliche Sprachstile können z. B. bei der Psychotherapie die Kommunikation zwischen Ärzten und Unterschicht-Patienten erschweren.

(A) nur 1 und 2 sind richtig
(B) nur 1 und 3 sind richtig
(C) nur 3 und 4 sind richtig
(D) nur 1, 2 und 3 sind richtig
(E) alle sind richtig

(59) Welche der genannten Einheiten sind ein Maß für die Leistung?
(1) Joule (J)
(2) $Kp \cdot m \cdot s^{-1}$
(3) PS
(4) Watt
(5) $kg \cdot m^2 \cdot s^{-3}$
Wählen Sie die richtige Antwortkombination aus:
(A) nur 1 ist richtig
(B) nur 1, 3, 4 und 5 sind richtig
(C) nur 3, 4 und 5 sind richtig
(D) nur 3 und 4 sind richtig
(E) nur 5 ist richtig

(60) Die motorischen Anteile der Formatio reticularis des Hirnstammes
(1) üben unspezifisch-fordernde Einflüsse nur auf spinale Gamma-Motoneurone, nicht aber auf Alpha-Motoneurone aus.
(2) beeinflussen (aus verschiedenen Teilgebieten) sowohl Gamma- als auch Alpha-Motoneurone der spinalen Ebene, teils fördernd, teils hemmend.
(3) stellen ein wichtiges supraspinales Integrationszentrum für die Stütz- und Haltungsmotorik dar.
(4) kontrollieren hauptsächlich rasche, unwillkürliche Bewegungsakte, kaum jedoch Haltungs- und Stützmotorik.
(A) nur 3 ist richtig
(B) nur 1 und 3 sind richtig
(C) nur 1 und 4 sind richtig
(D) nur 2 und 3 sind richtig
(E) nur 2 und 4 sind richtig

(61) Prüfen Sie bitte folgende Aussagen zur Ionenbildung:
(1) Verbindungen mit Ionenbindung bilden sich aus Elementen, die sich in ihrer Elektronegativität stark unterscheiden,
(2) Verbindungen mit Ionenbindung bilden sich aus Elementen, die sehr ähnliche Elektronegativität haben.
(3) Ionenbindung wird nur in wäßriger Lösung beobachtet.
(4) Die Ionenbindung ist gerichtet.
(5) Die Ionenbindung ist nicht gerichtet.
(A) nur 1 und 4 sind richtig
(B) nur 1 und 5 sind richtig
(C) nur 2 und 3 sind richtig
(D) nur 2 und 5 sind richtig

(E) nur 3 und 4 sind richtig

(62) Die Wärmeübergangszahl zwischen einem Körper und dem umgebenden Medium ist
(1) das Verhältnis der Wärmestromdichte zur Temperaturdifferenz.
(2) abhängig von der Beschaffenheit der Oberfläche.
(3) geringfügig temperaturabhängig.
(4) unabhängig von den Strömungsverhältnissen im umgebenden Medium.
(5) eine empirische Größe.
Welche der folgenden Aussagekombinationen ist die richtige?
(A) nur 1, 3 und 4 sind richtig
(B) nur 1, 2 und 5 sind richtig
(C) nur 2, 3 und 4 sind richtig
(D) nur 2 und 3 sind richtig
(E) nur 3 und 5 sind richtig

(63) Bei der Vergrößerung des Plattenabstandes eines Plattenkondensators:
(1) ändert sich die Spannung nicht.
(2) verringert sich die Spannung.
(3) erhöht sich die Spannung.
(4) ändert sich die Ladung auf den Platten nicht.
(5) verringert sich die Ladung auf den Platten.
Welche der folgenden Aussagekombinationen ist die zutreffende?
(A) 1, 2 und 4 sind richtig
(B) nur 1 ist richtig
(C) nur 1 und 2 sind richtig
(D) nur 3 und 4 sind richtig
(E) alle sind richtig

8. Der Bilderbuch-Typ (Typ E)

Er ist kein eigener Fragetyp. In ihm ersetzen Graphiken oder Abbildungen die sprachlichen Angaben. Die Fragestruktur ist eine der schon besprochenen Typen. Gehen Sie also mit dem Bilderbuch-Typ ebenso um wie mit den jeweiligen Fragen ohne Bildmaterial. Neu zu klären ist nur die Frage, ob die Aufgaben durch das Bildmaterial schwieriger und zeitraubender werden oder einfacher und schneller lösbar. Dies läßt sich nicht allgemein sagen; es hängt sehr davon ab, ob Sie gut mit bildlichen Darstellungen umgehen können oder nicht. Zu Ihrer Selbsteinschätzung haben wir ein paar Fragenpaare formuliert, die aus dem gleichen Gebiet stammen und ungefähr gleich schwierig sind – jeweils eine Frage mit und eine Frage ohne Bildmaterial. Gehen Sie diese durch und überlegen Sie anschließend, wie Sie sie gelöst haben und stellen Sie dann für sich fest, ob Sie mit Fragen mit Bildmaterial gut, mittelmäßig oder schlecht umgehen können. Je nachdem sollten Sie in Zeitnot Bilderbuch-Fragen entweder bevorzugen, normal behandeln oder hintanstellen.

(64) Welche Aussage trifft zu? Aus der Titrationskurve läßt sich die Dissoziationskonstante der schwachen Säure entnehmen. Sie beträgt etwa

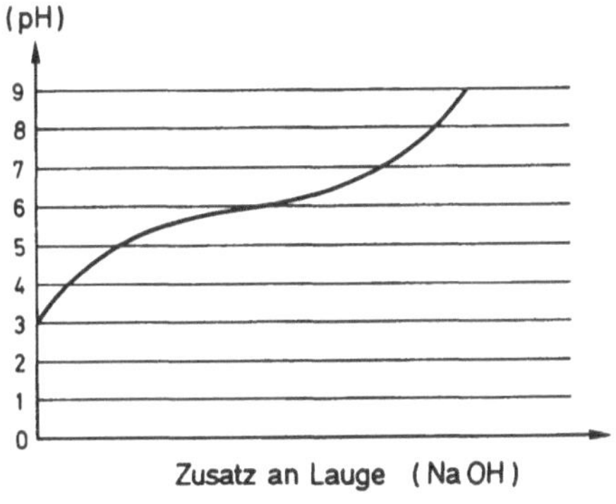

(A) 10^{-10}
(B) 10^{-8}
(C) 10^{-6}
(D) 10^{-4}
(E) 10^{-2}

(65) Als Halbwertzeit einer Reaktion bezeichnet man
- (A) die Zeit, nach der die Reaktionsgeschwindigkeit auf die Hälfte gesunken ist
- (B) die Zeit, nach der die Anfangskonzentration auf die Hälfte gesunken ist
- (C) die halbe Zeitspanne für einen vollständigen Umsatz der Reaktionspartner

(D) die Zeit, bei der die Teilnehmer einer Folgereaktion in gleichen Konzentrationen vorliegen.

(66) Welches der vorstehenden Diagramme gibt die spektrale Verteilung der Bremsstrahlung einer Röntgenröhre am besten wieder?
(P = spektr. Strahlenleistung, λ = Wellenlänge)

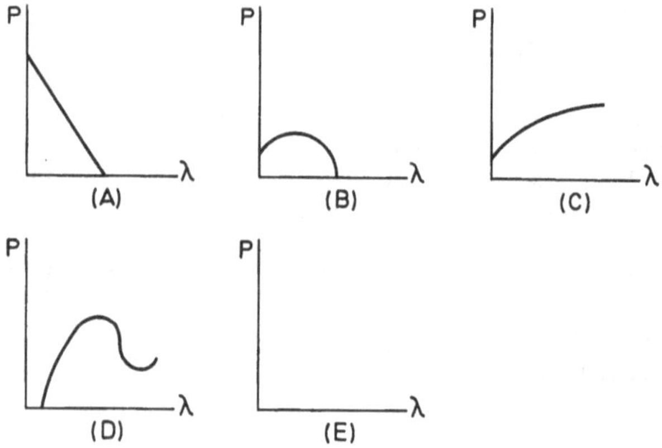

(67) Die Wellenlänge λ der Bremsstrahlung einer Röntgenröhre nimmt
(A) ab mit zunehmender Anodenspannung
(B) ab mit zunehmendem Anodenstrom
(C) zu mit zunehmender Anodenspannung
(D) ab mit abnahmendem Anodenstrom
(E) ab mit zunehmender Ordnungszahl der als Kathode verwendeten Elemente

Ordnen Sie den Flüssigkeiten (Liste 1) die richtige Stromstärke – Druckdifferenz – Diagramme (Liste 2) zu:

Liste 1

(68) NEWTONsche Flüssigkeit
(69) Blut

Liste 2

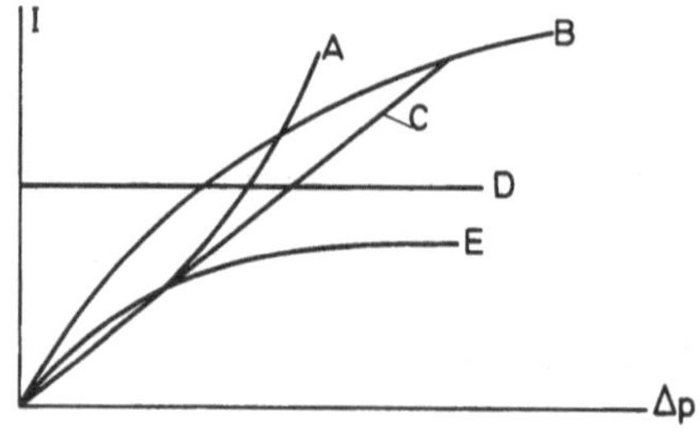

Ordnen Sie den Größen der Liste 1 die Definitionen aus Liste 2 zu
(U = Spannung, J = Strom)

Liste 1	**Liste 2**	
(70) Widerstand R	(A) $= U \cdot J$	(D) $= U^2/J$
(71) Leitwert L	(B) $= J/U$	(E) $= J^2/U$
	(C) $= U/J$	

9. Allgemeine Lernstrategien

Sie wissen Bescheid über die Struktur der Fragen. Wir hoffen, daß Sie nun sicherer und effektiver mit ihnen umgehen können. Das allein ist jedoch nichts. Die jetzt erworbenen Fertigkeiten werden Ihnen helfen, aber nur **zusammen** mit Ihrem Wissen. Machen Sie Ihre Vorbereitungen auf die Prüfung planmäßig. Merken Sie sich, daß hier nicht Ihre Persönlichkeit geprüft wird; es kann Ihrem Selbstbewußtsein egal sein, ob Sie aus dem Quiz mit 64% oder 65% richtig bestandenen Antworten hervorgehen; wichtig ist, daß Sie eine Frage mehr als nötig richtig beantworten, sonst nichts. Und in gewisser Weise ist es auch nicht so wichtig, ob Sie noch einige Detailinformationen mehr wissen und damit sogar 66% erreichen oder nicht. Sollten diese später einmal wichtig werden, können Sie das immer noch nachschlagen. Vergessen haben Sie es bis dahin sowieso wieder.

Geprüft wird nicht Ihre Persönlichkeit, sondern Ihre Fähigkeit, zu einem bestimmten Zeitpunkt unter Streß eine riesige Menge nützlicher und unnützer Fakten auszuspucken. Sie sind mehr als das, und das Mehr ist für Ihre spätere Berufspraxis wahrscheinlich wichtiger als Ihre Quizleistung. Ruinieren Sie sich und ihre noch vorhandenen Fähigkeiten, mit Ihren Mitmenschen zu kommunizieren, nicht dadurch, daß Sie völlig auf die Prüfung ‚abfahren'. Wahren Sie Distanz, so gut das eben möglich ist.

Nehmen Sie die Prüfung als notwendiges Übel. Wie Koffer packen vor der Reise. Eine notwendige, wenn auch nicht begeisternde Tätigkeit, die man ‚durchziehen' muß. Die kalkulierbar ist. Das ist wichtig. Fangen Sie früh genug an zu lernen. Machen Sie sich einen Zeitplan. Arbeiten Sie nicht mehr als sechs bis acht Stunden am Tag und geben Sie sich mindestens einen Tag in der Woche frei, an dem Sie kein Fachbuch ansehen. Bitte beachten Sie, daß normale Menschen nicht mehr als sechs bis acht Stunden konzentriert Informationen aufnehmen und behalten können. Lassen Sie sich nicht durch das Beispiel von permanent zwölf Stunden pro Tag lernenden Kommilitionen verunsichern. Wenn Sie das dauernde Teetrinken, Gereiztsein, zum zehnten Mal auf dieselbe Seite starren usw. bei denen abziehen, bleiben auch weniger als acht Stunden übrig. Diese Kommilitonen versuchen, ihr schlechtes Gewissen zu beruhigen durch angeblich dauerndes Arbeiten, weil sie erkennen, daß es noch so viel gibt, was sie nicht wissen. Das stimmt. Das stimmt aber auch noch, wenn Sie Ihre Gesundheit mit Medikamenten ruinieren und fünfzehn Stunden am Tag lernen. Weder die „es ist alles viel zu viel, das schaff ich sowieso nicht, da fang ich gar nicht erst an"-Haltung noch die „ich muß noch lernen, lernen, lernen . . ."-Haltung ist angebracht. Haben Sie den Mut zur kalkulierten Lücke. Akzeptieren Sie, daß Sie sowieso nicht alles wissen werden, aber eine ganze Menge tun müssen, um durchzukommen. Akzeptie-

ren Sie, daß es sich beim Lernen im Prinzip um Arbeit wie jede andere auch handelt und daß Sie sich auch von ihr erholen müssen.
Alles können Sie sowieso nicht lernen.
Denken Sie auch daran: **Eine mittlere Motivation ist die beste Voraussetzung für einen Erfolg!**
Wenn Sie zu den Frühaufstehern gehören und schon um sieben am Schreibtisch sitzen, dann zögern Sie nicht, ihn spätestens um drei zu verlassen und baden zu gehen oder sonstige angenehme Dinge zu tun. Es hat über längere Zeiträume hinweg gar keinen Zweck, sich dauernd Dinge zu versagen, die Spaß machen. Das führt höchstens dazu, daß Sie ‚sauer' auf Ihre Umwelt sind, die ja nicht deswegen aufhört zu leben, weil Sie arbeiten müssen. Dann verschwenden Sie eventuell auch noch einen Teil Ihrer kostbaren Energie auf Selbstmitleid, steigern vielleicht den Anteil der Zeit, die Sie unlustig vor den Büchern hocken noch weiter, ärgern sich dabei, daß Sie noch viel weniger lernen als vorher und beschließen, daß Sie noch mehr Zeit zum Lernen brauchen, fallen Ihrer Umgebung (die Ihnen sicher für Lernen unter Streß einen gewissen Narrenfreiheitsrabatt eingeräumt hat) noch mehr auf die Nerven und so weiter.
Klopfen Sie sich am Anfang lieber auf die Schulter, wenn Sie fünf Stunden gelernt haben. Unterbrechen Sie, wenn Sie merken, daß Sie kaum noch vorwärtskommen, und zwar nicht nur für fünf Minuten. Geben Sie sich, wenn es sein muß, den ganzen Tag Zeit, um sechs effektive Stunden unterzubringen, und hören Sie auf, sobald Sie das gesetze Tagesziel erreicht haben. Bleiben Sie nicht mit erschöpfter Aufnahmefähigkeit vor dem Buch sitzen, nur weil Sie beschlossen hatten, erst zwanzig Minuten später eine Pause einzulegen. Lieber gleich. Solange Sie Ihr nicht zu hoch gestecktes Tagespensum schaffen, können Sie den Tag unterteilen, wie Sie wollen. Und behalten Sie einen freien Tag bei!
Also: langfristig planen, nicht zu hohe Ziele setzen, sich für erreichte Ziele belohnen, sich genügend ablenken, Distanz halten.
Seien Sie ein bißchen gespalten. Beobachten Sie sich (und wundern sich auch), wie Sie ein bestimmtes Programm abspulen, Etappen abhaken. Bleiben Sie der ganzen Sache gegenüber ein wenig distanziert, es gibt nicht nur das Quiz, auch wenn es z. Z. wahnsinnig wichtig ist.
Überlegen Sie am Anfang, welche Fächer Ihnen ‚liegen', welche nicht. Überlegen Sie, wo Sie Punkte aufholen können, wo Sie welche verlieren werden. Fragen Sie sich, ob es sich lohnt, die Schwachstellen besonders zu lernen oder ob die so schwach sind, daß es besser ist, woanders Punkte zu scheffeln.
In der Endphase der Prüfungsvorbereitungen (in den letzten 2 Wochen) halten wir es für wichtig, daß Sie sich an den Repetitorien und Multiple-choice-Fragen orientieren, die es inzwischen in großer Anzahl auf dem Markt gibt. Nur wenn Sie merken, daß Sie auf einem Gebiet besonders große Schwierigkeiten haben, schlagen Sie nochmals in dem entsprechenden Lehr-

buch nach. Am Ende der Vorbereitungen ist es wenig hilfreich, sich mit Lehrbüchern herumzuschlagen. Das intensive Umgehen mit Multiple-choice-Fragen in den letzten Prüfungsvorbereitungen wird Ihnen zusätzliche Sicherheit geben.

Behalten Sie, und wenn Ihnen das noch so schwer fällt, im Auge, daß Sie hier nicht fürs Leben, sondern für eine Prüfung lernen, daß Sie nicht wegen, sondern trotz dieser Prüfungspraxis ein guter Arzt werden können. Arbeiten Sie in allen Initiativen mit, die sinnvoll auf die Veränderung der Medizinausbildung hinarbeiten. Aber überleben Sie alle Prüfungen mit einem minimalen Aufwand und minimalem Verlust an Begeisterung für Ihren zukünftigen Beruf.

Wichtig ist, daß Sie sich selbst richtig einschätzen, den richtigen Arbeitsaufwand pro Fach sich auferlegen. Für die Prüfung selbst haben wir Ihnen die Vor- und Nachteile der verschiedenen Fragetypen dargelegt. Sie werden für sich festgestellt haben, wie Sie mit welchem Typ umgehen. Mischen Sie nun für sich Ihr Wissen über Ihre Kenntnise und Schwächen der einzelnen Gebiete mit Ihrem Wissen über ökonomisches Umgehen mit den Fragetypen. Überlegen Sie vor der Prüfung, welche Strategie für Sie die beste ist, wie Sie die Prüfungszeit nutzen wollen, was Sie in Zeitnot machen. Denken Sie auch daran, daß das Übertragen auf den Computerbogen Zeit kostet. Halten Sie Fragen, die Sie sicher beantworten können, gleich dort fest. Das sichert Sie auch ein wenig vor Übertragungsfehlern am Ende in Eile.

Trotz aller Rezepte, die wir Ihnen für die Knackung der einzelnen Fragetypen geben konnten: Ein fertiges allgemeines Rezept für das Verhalten vor und während der Prüfung gibt es nicht. Entscheidend ist, daß Sie sich für sich ein Programm ausarbeiten und es durchhalten. Jeder lernt anders. Akzeptieren Sie die Art, auf die Sie lernen, und stehen Sie zu ihr und damit zu sich. Alles andere sind letztlich zweitrangige Fragen.

10. Vermischte Fragen

In diesem Teil haben wir jetzt Fragen der verschiedenen Typen aus verschiedenen Fächern durcheinandergewürfelt.

(72) Eine vollständige Aufhebung der Berührungsempfindung in dem markierten Hautareal spricht für eine kombinierte Schädigung im Bereich folgender Nerven:

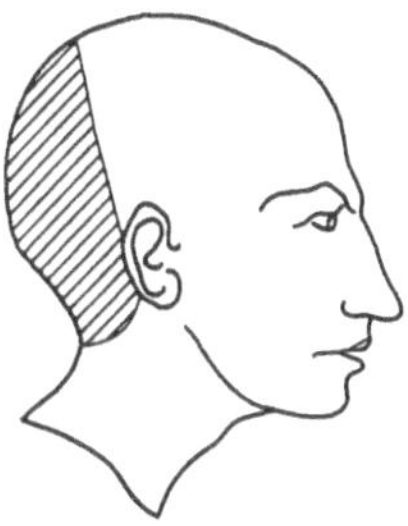

(1) N. accessorius
(2) N. auricularis magnus
(3) N. occipitalis minor
(4) N. occipitalis major
(5) N. facialis R. zygomaticus

(A) nur 1, 2 und 3 sind richtig
(B) nur 3, 4 und 5 sind richtig
(C) nur 3 und 4 sind richtig
(D) nur 3 ist richtig
(E) nur 4 ist richtig

(73) Beim Auftreten von Wirbeln infolge von Rauhigkeiten der Rohrinnenwand liegt eine laminare Strömung vor
weil
die Wirbel zusätzliche innere Reibung und einen niedrigen Strömungswiderstand verursachen, der die Strömgeschwindigkeit erhöht.

(74) Welche Aussage über Flüssigkeit und Gase ist richtig?
(A) Bei realen Gasen ist die Druck-Volumen-Kurve (Isotherme) eine kubische Parabel
(B) Der Gesamtdruck p ist die Summe der Partialdrucke der Komponenten
(C) Reale Gase kühlen sich bei einer gedrosselten Entspannung geringfügig ab (Joule-Thomson-Effekt)
(D) alle Antworten sind richtig

Wie lange bleiben Eizelle und Spermien befruchtungsfähig?

Liste 1	Liste 2
(75) Eizelle	(A) 12 Stunden
(76) Spermien	(B) 2–3 Tage
	(C) 2–6 Stunden
	(D) 1–2 Tage
	(E) 6–7 Tage

(77) Welche Aussagen über die Ruhe-Dehnungskurve (RDK) trifft (treffen) zu?

1. auf ihr liegen sämtliche enddiastolischen Ausgangslagen des Herzmuskels
2. bei größeren Volumina fällt die Kurve ab
3. die RDK ist von der Herzfrequenz und vom Herzzyklus abhängig
4. von der RDK ausgehend können die Kurven der isotonischen und isovolumetrischen Kontraktionsmaxima konstruiert werden

(A) nur 1 und 4 sind richtig
(B) nur 1, 3 und 4 sind richtig
(C) nur 1 ist richtig
(D) nur 3 und 4 sind richtig
(E) alle Angaben sind richtig

(78) Enzymaktivitäten werden beeinflußt von:

(A) Temperatur
(B) pH-Optimum
(C) Ionenstärke
(D) Substratkonzentration
(E) (A) – (D)

Ordnen Sie den Hormonen der Liste 1 die jeweils richtige Kurve aus Liste 2 zu, die den Verlauf der Blut-Hormonkonzentration im Laufe eines Menstruationszyklus angibt:

Liste 1

(79) Östrogen
(80) FSH

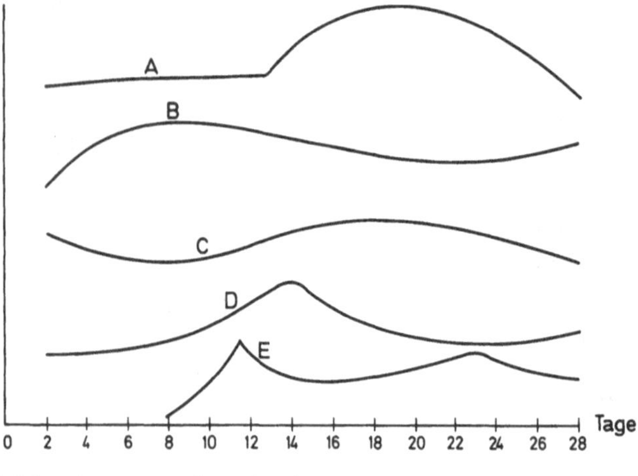

(81) Welche Aussagen über die freie Enthalpie gelten für geschlossene Systeme?

1. Die freie Enthalpie besitzt im Gleichgewicht ein Maximum.

2. Die freie Enthalpie nimmt bei Reaktionen stets zu.
3. Die freie Enthalpie nimmt bei spontanen Reaktionen ab.
4. Die freie Enthalpie bleibt im Gleichgewicht konstant.
5. Die freie Enthalpie ist nicht temperaturabhängig.

Wählen Sie die zutreffende Aussagekombination:
(A) nur 1, 3 und 4 sind richtig
(B) nur 2, 3 und 5 sind richtig
(C) nur 3 und 4 sind richtig
(D) nur 3 und 5sind richtig
(E) nur 4 und 5 sind richtig

(82) Wodurch kann der Grundumsatz **nicht** gesteigert werden?
(A) Thyroxin
(B) Kortikoride
(C) Tumore
(D) Geschlechtshormone
(E) Steigerung des Sympathikustonus

Ordnen Sie den Reaktionen der Liste 1 die Mechanismen der Liste 2 zu:

Liste 1

(83) $CH_3 - CH = CH_2 + HBr \rightarrow CH_3 - \underset{\underset{Br}{|}}{CH} - CH_3$

(84) $CH_3 - CH_2 - Cl + NaOH \rightarrow CH_3 - CH_2 - OH + NaCl$

Liste 2
(A) Eliminierung
(B) elektrophile Addition
(C) radikalische Addition
(D) elektrophile Substitution
(E) nukleophile Substitution

(85) Die Lähmung des Atemzentrums nennt man
(A) Asphyxie
(B) Tremor
(C) Apnoe
(D) Hypoventilation
(E) Eupnoe

(86) Welche der genannten Ursachen können eine artielle Hypoxie bedingen?
1. Kurzzeitiger Aufenthalt in Höhe über 3000 m
2. Hypoventilation
3. Blutverlust
4. Abnahme des O_2-Partialdruckes in der umgebenden Luft
5. Verlegung der Atemwege
6. Herzfehler

(A) nur 1 und 4 sind richtig
(B) nur 2, 3, 4 und 5 sind richtig
(C) nur 1, 4, 5 und 6 sind richtig
(D) nur 1, 2, 4, 5 und 6 sind richtig
(E) alle Angaben sind richtig

(87) Alle starken Elektrolyte sind vollständig dissoziiert
weil
alle Säuren starke Elektrolyte sind.

(88) Wodurch sind Schildknorpel und Zungenbein miteinander verbunden?
1. Membrana thyrohyoidea
2. Ligamentum thyrohyoideum medianum
3. Ligamenta cricothyroidea
4. Ligamenta anularia

(A) nur 1 und 2 sind richtig
(B) nur 1 und 3 sind richtig
(C) nur 2 und 3 sind richtig
(D) nur 2, 3 und 4 sind richtig
(E) nur 4 ist richtig

(89) Ein Gemisch aus einer schwachen BROENSTED-Säure (-Base) und der korrespondierenden Base (Säure) nennt man ein Puffergemisch
weil
der pk-Wert gleich dem pH-Wert ist.

(90) Die Blutversorgung des Nierenmarks erfolgt hauptsächlich durch:
(A) direkte Äste der Aa. interlobulares
(B) die Vasa efferentia der juxtamedullären Glomeruli
(C) Vasa efferentia der kapselnahen Glomeruli
(D) durch den Kapselplexus in der Rinde

(91) Prüfen Sie folgende Aussagen auf ihre Richtigkeit:
1. der kolloidosmotische Druck im Plasma (KOD) beträgt ca. 25 Torr
2. Verantwortlich für den KOD im Plasma sind in erster Linie die Globuline
3. verantwortlich für den KOD im Plasma sind in erster Linie die Albumine
4. nur die extravasalen Eiweiße sind für den KOD im Plasma verantwortlich
5. Der KOD bestimmt die Flüssigkeitsverteilung zwischen Kapillaren und Gewebe

(A) nur 1 ist richtig
(B) nur 3 und 4 sind richtig
(C) nur 2, 3 und 5 sind richtig
(D) nur 1, 3 und 4 sind richtig
(E) nur 1, 3 und 5 sind richtig

(92) Hormone beeinflussen **nicht**
(A) die Fettverteilung in der Subcutis
(B) Menstruationszyklus
(C) Hautdurchblutung
(D) die Mitoserate
(E) die Ausbildung von Hautleisten

(93) Bei vermehrter Ketonkörperbildung kommt es zur Acidose
weil
das anfallende Aceton narkotisch wirkt.

(94) Bei einem Unfallpatienten mit starkem Blutverlust wird ein Liter Blutersatzflüssigkeit infundiert, deren osmotisch wirksame Bestandteile an der Wand der Blutgefäße einen osmotischen Druck entfalten, der doppelt so hoch ist wie der der extravasalen Flüssigkeit. Der Plasmaexpander soll im betrachteten Zeitraum die Blutbahn nicht verlassen können.
1. Es kommt durch Osmose zu Ausstrom von Volumen aus der Blutbahn
2. Es kommt durch Osmose zum Einstrom von Volumen in die Blutbahn
3. Das intravasale Volumen nimmt infolge der Infusion insgesamt um höchstens 2 Liter zu
4. Das Gesamtflüssigkeitsvolumen nimmt um 1 Liter zu

(A) nur Aussage 1 trifft zu
(B) nur Aussage 2 trifft zu
(C) die Aussagen 1 und 4 treffen zu
(D) die Aussagen 2, 3 und 4 treffen zu
(E) die Aussagen 2 und 3 treffen zu

(95) Die Brechkraft von Zerstreuungslinsen ist negativ
weil
ihre Linsenform konkav-konvex ist.

Ordnen Sie den Hormonen der Liste 1 den jeweils richtigen Bildungsort aus Liste 2 zu:

Liste 1	Liste 2
(96) Calcitonin	(A) Hypophysenvorderlappen
(97) Parathormon	(B) Nebennierenrinde
	(C) Nebennierenmark
	(D) Schilddrüse
	(E) Nebenschilddrüsen

(98) Welche der genannten Erscheinungen und ihre Temperaturabhängigkeit läßt sich **nicht** anschaulich durch die Molekülbewegung erklären?
(A) Wärmeleitung
(B) Diffusion
(C) Wärmestrahlung

(D) Ausströmen des Gases aus einem Behälter mit Überdruck
(E) innere Reibung

(99) Das Auflösungsvermögen von Lichtmikroskopen kommt bei der heutigen Technik an die des Elektronenmikroskopes heran,
weil
bei mittleren Wellenlängen das Auflösungsvermögen des Lichtmikroskopes bis etwa $4 \cdot 10^{-7}$ m reicht.

Folgendes Diagramm beschreibt eine Reaktion 1. Ordnung:

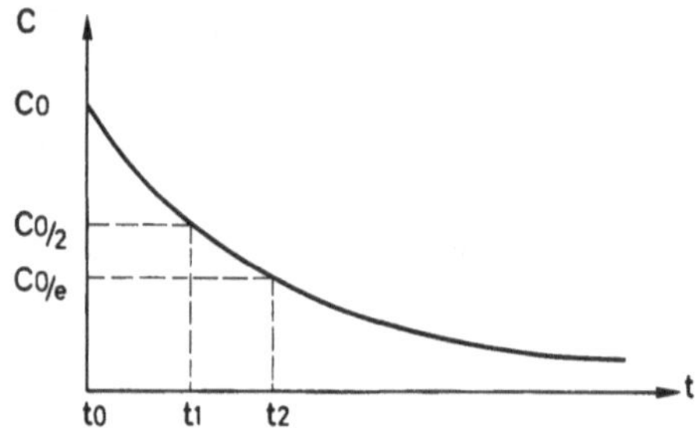

Ordnen Sie den Begriffen aus Liste 1 die entsprechenden aus Liste 2 zu:

Liste 1	Liste 2
(100) Halbwertzeit	(A) Kann nur durch Umrechnung erhalten werden
(101) Geschwindigkeitskonstante	(B) Steigerung der Tangente in $\frac{t_1}{Co_{/2}}$
	(C) Steigerung der Tangente in (t_o/Co)
	(D) t_1
	(E) t_2

(102) Bei umschriebener Gewalteinwirkung auf die Calvaria splittert die Lamina interna
weil
die Lamina interna spröder und dünner ist als die Lamina externa.

(103) Die die Dura versorgende Arteria memingea anterior stammt aus der
(A) Arteria ethmoidales anterior
(B) Arteria maxillaris
(C) Arteria occipitalis
(D) Arteria facialis
(E) Arteria temporalis

(104) Welche/r der aufgeführten Stoffe eignen/eignet sich zur Hemmung der Blutgerinnung in **vitro**?
1. Na-Citrat
2. Ca-Citrat
3. Cumarin
4. Heparin
(A) nur 1, 2 und 4 sind richtig
(B) nur 1, 3 und 4 sind richtig
(C) nur 1 und 4 sind richtig
(D) nur 3 und 4 sind richtig
(E) alle sind richtig

(105) Welches Ereignis bewirkt die bei ↑ eingetretene Veränderung in EEG?
(A) Übergang von NON-REM-Schlaf zu REM-Schlaf
(B) Wecken aus dem REM-Schlaf
(C) Krampfanfall
(D) Öffnen der Augen
(E) Einschlafen

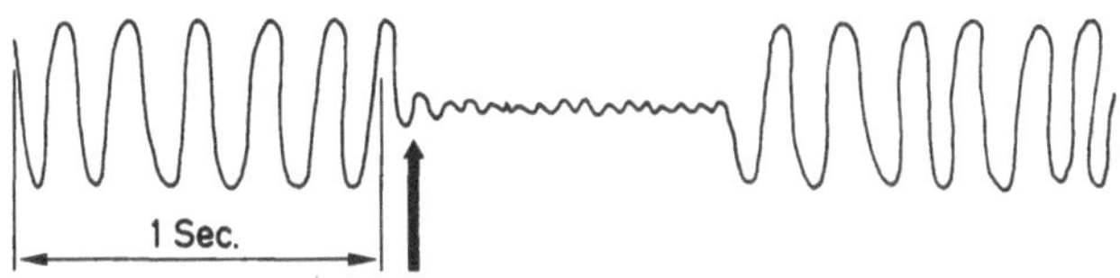

(106) Welche Angaben treffen auf Farbindikatoren zu?
1. Sie schlagen alle bei pH 7 um
2. Sie sind schwache Elektrolyte
3. Sie schlagen bei ihrem pKs-Werten um
4. Sie sind starke Elektrolyte
5. Säuren und konjungierte Basen unterscheiden sich in ihrer Farbe
(A) nur 1, 2, 3 und 4 sind richtig
(B) nur 1, 2, 3 und 5 sind richtig
(C) nur 1, 4 und 5 sind richtig
(D) nur 2, 3, 4 und 5 sind richtig
(E) nur 2, 3 und 5 sind richtig

Ordnen Sie die in Liste 1 aufgeführten Bindegewebe den in Liste 2 aufgeführten Organen zu:

	Liste 1	**Liste 2**
(107)	Lockeres Bindegewebe	(A) Sehne
(108)	Straffes geflechtartiges Bindegewebe	(B) Sclera
		(C) Knochenmark
(109)	Straffes parallelfaseriges Bindegewebe	(D) Herz
		(E) Lymphknoten

(F) Nabelschnur
(G) Stroma des Pankreas

(110) Durch Reizung welcher Nerven kann eine präsynaptische Hemmung ausgelöst werden?

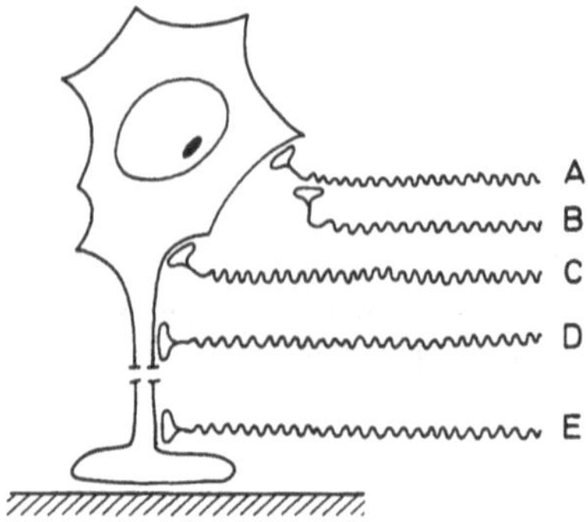

Ordnen Sie den Produkten der Liste 1 jeweils die richtige Bildungsstätte aus Liste 2 zu:

Liste 1	**Liste 2**
(111) Salzsäure	(A) α-Zellen des Pankreas
(112) Pepsinogen	(B) Hauptzellen im Fundus u. Corpus
(113) Gastrin	(C) Belegzellen im Fundus u. Corpus
(114) α-Amylase	(D) G-Zellen der Pars pylorica

(115) Bei basalen Meningitiden oder pathologischen Prozessen im Sinus frontalis ist der Nervus abducens bevorzugt betroffen,
weil
der Nervus abducens intrakavernös verläuft.

(116) Die wiederholte Exposition eines Menschen gegenüber einem Fremdkörper (z. B. Bakterientoxin) kann
(1) zur Immunität gegenüber diesem Fremdstoff führen
(2) zu einer Immuntoleranz führen
(3) zu einer pathologisch übersteigerten Immunantwort des Körpers führen (z. B. Hautblutungen)
(4) das Immunsystem inaktivieren
(A) nur 1 und 4 sind richtig
(B) nur 1 und 3 sind richtig
(C) nur 1 und 3 und 4 sind richtig
(D) nur 3 und 4 sind richtig
(E) alle Antworten sind richtig

(117) Aldehyde und Ketone ähneln sich nicht in ihren Reaktionen mit Wasser, Alkoholen oder Hydrazin
weil
sich der Unterschied der Substituenten H und R am Carbonylkohlenstoffatom auf die Reaktivität der Carbonylgruppe drastisch auswirkt.

(118) Welche Aussage trifft zu?
Beim Ausfall des Nerven, dessen Verlauf in der nebenstehenden Zeichnung schematisch angedeutet ist, wird in der Regel gelähmt, der
(A) M. coracobrachialis
(B) M. biceps brachii
(C) M. brachioradialis
(D) M. flexor corpi radialis
(E) M. brachialis

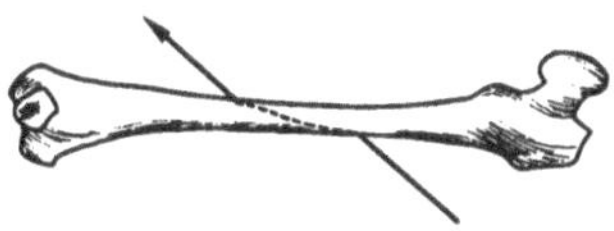

(119) Nach der Nahrungsaufnahme gibt es eine kurze Verweildauer im Magen,
weil
die peristaltischen Wellen im oberen Corpusbereich beginnen und dann in Richtung Pylorus verlaufen.

(120) Antidiuretisches Hormon (ADH)
1. ist ein reninabhängiges Hormon
2. wird auch Aldosteron genannt
3. ist dasselbe wie Vasopressin
4. greift an den präkapillaren Sphinkter an
(A) nur 1, 3 und 4 sind richtig
(B) nur 3 ist richtig
(C) nur 3 und 4 sind richtig
(D) nur 1, 2 und 4 sind richtig
(E) nur 1 und 4 sind richtig

Ordnen Sie den Geschmacksqualitäten in Liste 1 die jeweilige Lokalisation ihrer Empfindung auf der Zunge (Liste 2) zu:
Liste 1
(121) sauer
(122) süß

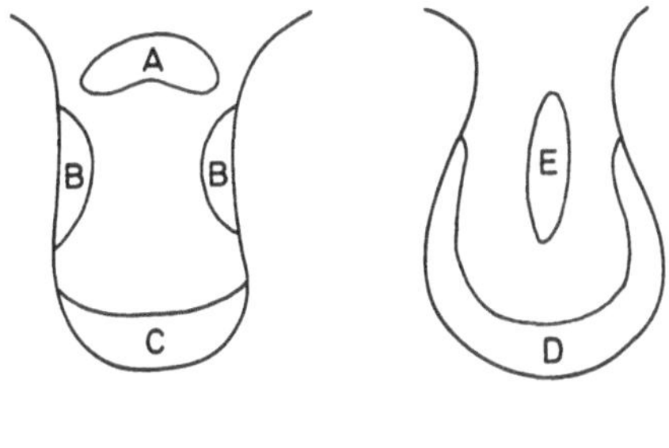

(123) Beim Diabetes mellitus ist der Blutglucosespiegel erhöht,
weil
beim Diabetes mellitus aufgrund eines absoluten oder relativen Insulinmangels keine Zellmembranpassage stattfinden kann.

(124) Durch die Fissura orbitalis superior verlaufen:
1. Nervus trochlearis
2. Nervus maxillaris
3. Nervus facialis
4. Nervus nasociliaris
5. Nervus lacrimalis

(A) nur 1, 4 und 5 sind richtig
(B) nur 1, 2, 3 und 5 sind richtig
(C) nur 3 und 4 sind richtig
(D) nur 3, 4 und 5 sind richtig
(E) nur 2, 4 und 5 sind richtig

Ordnen Sie den Begriffen der Liste 1 die Beschreibungen der Liste 2 zu:

Liste 1
(125) Parosmie
(126) Hyposmie

Liste 2
(A) qualitativ veränderte Geruchsempfindung
(B) verminderte Geruchsempfindlichkeit
(C) adäquater Reiz der Geschmacksrezeptoren
(D) spezifische Geruchsqualität
(E) erloschene Geruchsempfindung

(127) Welche der folgenden Aussagen über Fette trifft zu?
1. Sie liefern bei alkalischer Hydrolyse einen dreiwertigen Alkohol und Salze von Fettsäuren
2. Sie haben eine umso festere Konsistenz, je größer ihr Gehalt an ungesättigten Fettsäuren ist
3. Sie sind in CCl_4 gut löslich
4. Sie haben überwiegend hydrophile Gruppen

(A) nur 1, 2 und 4 sind richtig
(B) nur 1 und 3 sind richtig
(C) nur 2 und 3 sind richtig
(D) nur 1, 2 und 3 sind richtig
(E) keine der Alternativen ist richtig.

Ordnen Sie den in Liste 1 aufgeführten Muskelfunktionen diejenigen Nerven oder Nervenäste der Liste 2 zu, deren Schädigung zu einer Störung führt.

Liste 1
(128) Zunge herausstrecken

Liste 2
(A) N. auriculotemporalis

(129) Bissen aus dem Vestibulum oris auf die Zahnreihen zurückbringen	(B) N. zygomaticofacialis (C) N. hypoglossus (D) N. mentalis (E) Rr. buccales n. facialis

(130) Der menschliche Organismus synthetisiert täglich 1–2 mg Cholesterin,
weil
die Cholesterinresorption des Nahrungscholesterin von Gallensäuren und Pankreassaft abhängig ist.

11. Lösungsliste

1. (B)
2. (B)
3. (C)
4. (C)
5. (B)
6. (A)
7. (C)
8. (B)
9. (A)
10. (C)
11. (D)
12. (D)
13. (C)
14. (E)
15. (B)
16. (A)
17. (C)
18. (B)
19. (C)
20. (B)
21. (C)
22. (B)
23. (C)
24. (B)
25. (A)
26. (D)
27. (E)
28. (D)
29. (C)
30. (A)
31. (D)
32. (A)
33. (D)
34. (A)
35. (E)
36. (A)
37. (C)
38. (A)
39. (B)
40. (B)
41. (C)
42. (B)
43. (A)
44. (C)
45. (C)
46. (E)
47. (C)
48. (A)
49. (B) und (C) sind noch möglich
50. (A)
51. (B) und (D) sind noch möglich
52. (E)
53. (A)
54. (A) und (C) sind noch möglich
55. (E)
56. (A) und (B) und (C) und (D) sind noch möglich
57. (B) und (C) und (D) sind noch möglich
58. (C)
59. (C)
60. (D)
61. (B)
62. (B)
63. (D)
64. (C)
65. (B)
66. (D)
67. (A)
68. (C)
69. (B)
70. (C)
71. (B)
72. (C)
73. (E)
74. (D)
75. (A)

76. (B)
77. (A)
78. (E)
79. (E)
80. (B)
81. (C)
82. (B)
83. (B)
84. (E)
85. (A)
86. (D)
87. (C)
88. (A)
89. (C)
90. (B)
91. (E)
92. (E)
93. (B)
94. (D)
95. (C)
96. (D)
97. (E)
98. (C)
99. (D)
100. (D)
101. (A)
102. (B)
103. (A)
104. (C)
105. (D)
106. (E)
107. (C)
108. (C)
109. (A)
110. (B)
111. (C)
112. (B)
113. (D)
114. (A)
115. (D)
116. (B)
117. (E)
118. (C)
119. (B)
120. (B)
121. (B)
122. (C)
123. (C)
124. (A)
125. (A)
126. (B)
127. (B)
128. (C)
129. (E)
130. (D)

Studienliteratur

M. Yudkin, R. Offord

Biochemie

Eine Einführung

Übersetzt und bearbeitet von Wolf-Dieter Thomitzek. 12 cm x 18 cm. 229 Seiten. Mit zahlreichen Abbildungen. 1977. Plastik flexibel DM 19,80 ISBN 3 11 004464 1 (Sammlung Göschen, Band 2607)

H. Ch. Curtius, M. Roth (Editors)

Clinical Biochemistry

Principles and Methods

2 Volumes. 1974. 17 cm x 24 cm. LXIX, 1677 pages. With 177 tables, 362 figures, 3 col. plates and 4463 references. Bound DM 460,–; singly DM 230,– ISBN 3 11 001622 2

Paperback edition 1978

Volume I: LXIII, pages 1–854. DM 105,– ISBN 3 11 007669 1
Volume II: LXIII, pages 855–1677. DM 105,– ISBN 3 11 007670 5

F. Leuthardt

Intermediärstoffwechsel

17 cm x 24 cm. 952 Seiten. 315 Abbildungen, 35 Tabellen. 1977. Gebunden DM 86,– ISBN 3 11 001638 9

Hammond/Osteryoung/Crawford/Gray

Modellvorstellungen in der Chemie

Eine Einführung in die Allgemeine Chemie

Aus dem Amerikanischen übersetzt und bearbeitet von Hans-Werner Sichting. 17 cm x 24 cm. XVI, 526 Seiten. 1976. Plastik flexibel DM 49,– ISBN 3 11 004574 5

R. L. Keiter

Seminaranleitungen zum Lehrbuch Modellvorstellungen in der Chemie

17 cm x 24 cm. X, 234 Seiten. 46 Abbildungen. 1977. Plastik flexibel DM 28,– ISBN 3 11 004589 3

W. Schwemmler

Mechanismen der Zellevolution

Grundriß einer modernen Zelltheorie

17 cm x 24 cm. 276 Seiten. 120 Abbildungen. 30 Tabellen (davon 6 in Farbe). 1 Klapptafel. 1979. Plastik flexibel DM 42,– ISBN 3 11 006776 5

FSC
www.fsc.org
MIX
Papier | Fördert
gute Waldnutzung
FSC® C083411

Zeitfracht Medien GmbH
Ferdinand-Jühlke-Straße 7
99095 Erfurt, Deutschland
produktsicherheit@kolibri360.de